ウルトラ図解

オールカラー
家庭の医学

脳腫瘍

正しい知識と適切な治療で、前向きな生活を実現

監修 近藤 聡英
順天堂大学医学部
脳神経外科学講座主任教授

法研

はじめに
～不安や心配を解消して、前向きに治療に取り組むために～

みなさんは「脳腫瘍」という病名に、どのようなイメージを抱かれているでしょうか？　脳腫瘍と診断されたら、「もう助からない…」、「長くは生きられないだろう…」。このように思われる方も多いようですが、実際はどうなのでしょう？

脳腫瘍とは、頭蓋骨のなかにできる腫瘍の総称です。頭蓋骨のなかには、脳はもちろん、脳を包む膜、脳から出る神経、様々なホルモン分泌を司る下垂体という小さな器官もあります。腫瘍はどこにでもできる可能性があり、また同じ部位であっても、腫瘍の細胞をよく調べると異なる性質を持っていることがあります。すべてをまとめて脳腫瘍と呼んでいるのですが、細かく分類するとその種類は150種類以上にものぼるといわれています。つまり、脳腫瘍とは、1つの病気を指す病名ではないということです。

ですから、脳腫瘍といっても、多くの人がイメージするような危険なものばかりではありません。たとえば、脳を包む髄膜にできる「髄膜腫」や、下垂体にできる「下垂体腺腫」などは「良性脳腫瘍」で、手術をして摘出すれば完治させることができます。近年は、テレビなどで活躍されているタレントさんが髄膜腫や下垂体腺腫の手術をして、その後もこれまで通り元気に活躍されている姿を目にすることもあります。実は、脳に腫瘍が見つかった患者さんの約半数は、このような良性脳腫瘍なのです。

一方で、「悪性脳腫瘍」とされるものがあるのも事実です。「神経膠腫（グリオーマ）」など、脳そのものにできる腫瘍はほとんどが悪性脳腫瘍で、手術で完全に摘出するのは難しいとされています。そのため、手術に放射線療法や化学療法を組み合わせて治療を行うことになるのですが、近年は手術法も放射線療法も技術が進歩し、腫瘍を広く安全に切除できるようになってきています。新しい薬の開発も進められています。大切なのは、あきらめず前向きに治療に取り組む意欲を持つということです。

脳腫瘍は非常に種類が多く、診断にも治療にもより専門性が求められます。それでいて希少な病気なので、脳腫瘍を頻繁に診ている専門医はそう多くないというのが現状です。画像検査などで脳腫瘍が疑われるときは、できれば大学病院や地域のがんセンターなど、脳腫瘍の症例を多く持っている医療施設で治療を受けることが勧められます。

そして、患者さんやご家族は、理解・納得したうえでよりよい治療を受けるためにも、病気に対する正しい知識を身につけることが大切になります。本書がその一助となり、不安や心配が少しでも解消されますよう願ってやみません。

令和6年8月

近藤　聡英

第1章 脳腫瘍とはどんな病気？

第2章 原発性脳腫瘍の種類と特徴

第3章　脳腫瘍の検査と診断

第4章 脳腫瘍の治療法

第5章 治療中・治療後の患者へのケア

【装丁・本文デザイン】㈱イオック
【図解デザイン・イラスト】コミックスパイラる／㈱イオック
【編集協力】アーバンサンタクリエイティブ／榎本和子

第１章

脳腫瘍とはどんな病気？

脳腫瘍という病名を聞くと、「もう助からない…」と思われる人も多いようです。しかし、脳腫瘍にはさまざまな種類があり、すべてが命に関わるわけではありません。病気と正しく向き合うために、まずは脳腫瘍の全体像を理解しておきましょう。

脳腫瘍は幅広い年齢層で発生する

頭蓋骨のなかにできる腫瘍の総称

脳は生命維持や知的活動、運動、感覚など、人の体全体をコントロールしている重要な器官です。そのため、脳は頭蓋骨という硬い骨で大切に守られています。この頭蓋骨のなかにできる腫瘍を総称して「脳腫瘍」といいます。

そもそも腫瘍とは、私たちの体を構成する細胞が、ある部位で異常に増殖してかたまりになったものです。腫瘍には、できた部位にとどまって大きくなるだけのものと、周囲の正常な組織を壊しながら広がったり（浸潤《しんじゅん》という）、血流やリンパの流れに乗って離れた場所へ飛んで行ったり（転移という）するものがあります。一般的には、前者は良性腫瘍、後者は悪性腫瘍と呼ばれています。

脳腫瘍にはさまざまな種類がありますが、まずは「転移性脳腫瘍」（22頁）と「原発性脳腫瘍」（20頁）の2つに大きく分けることができます。転移性脳腫瘍とは、肺がんや乳がん、大腸がんなど、脳以外にできたがん（悪性腫瘍）が頭蓋内に転移してきたものをいいます。一方、原発性脳腫瘍とは、頭蓋内で発生した腫瘍です。頭蓋内では脳そのものだけでなく、脳を包む膜や脳から出ている神経、脳の下にある下垂体など、さまざまな組織や器官にも腫瘍ができることがあります。そのため、脳腫瘍とひとくちにいってもさまざまな種類があり、その数は150種類以上にものぼります。

また、原発性脳腫瘍には、悪性の性格のものと良性の性格のものがあります。基本的には脳そのもののなかで生じた腫瘍は悪性脳腫瘍（40頁）、脳以外の組織に生じた腫瘍は良性脳腫瘍（38頁）とされています。

脳腫瘍といっても種類はさまざま

脳腫瘍とは頭蓋骨のなかにできる腫瘍の総称

原発性脳腫瘍

脳そのものや脳を包む膜、下垂体など、頭蓋内で発生した腫瘍

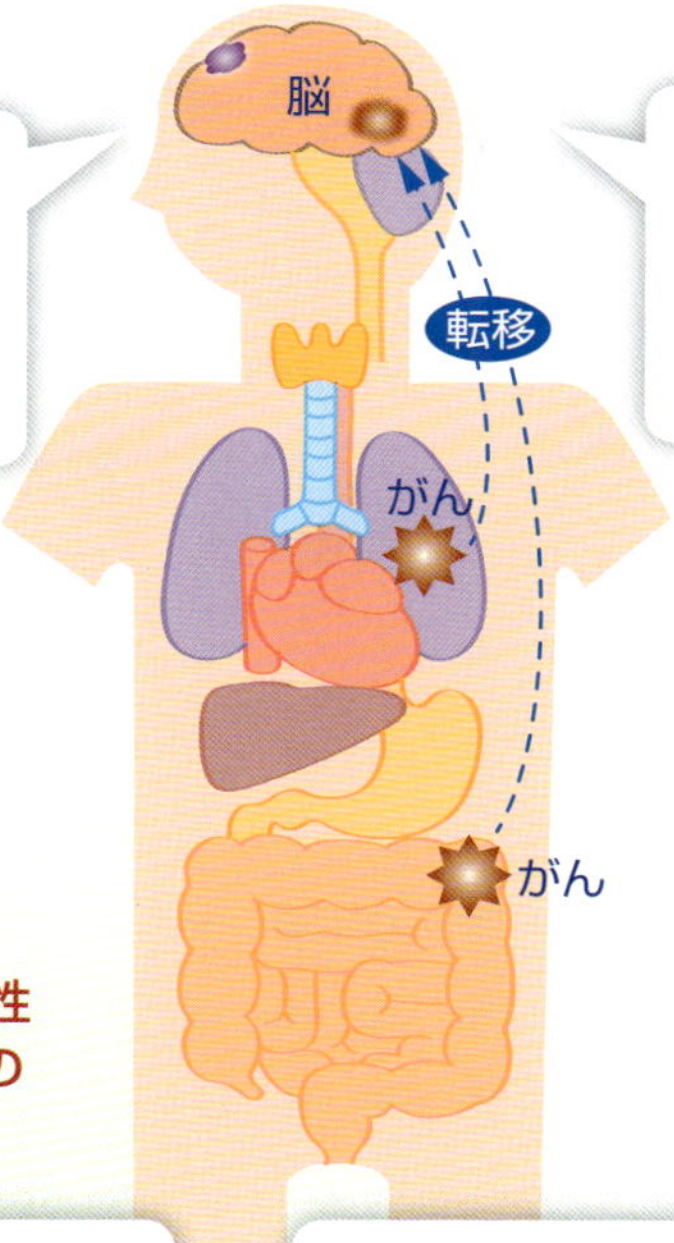

転移性脳腫瘍

肺がんや乳がん、大腸がんなど、脳以外のがんが頭蓋内に転移した腫瘍

原発性脳腫瘍は悪性のものと良性のものに分けられる

良性脳腫瘍

増殖のスピードが遅く、正常組織との境界が明瞭なものは良性の場合が多い

[おもな発生場所]
脳を包む膜、脳から出ている神経、下垂体など

[おもな種類]
髄膜腫、下垂体神経内分泌腫瘍（頭蓋咽頭腫）、神経鞘腫など

悪性脳腫瘍

増殖のスピードが早く、正常組織に染み込むように広がり（浸潤）、正常組織との境界がはっきりしない

[おもな発生場所]
大脳、小脳、脳幹など脳の実質

[おもな種類]
神経膠腫（グリオーマ）、中枢神経型原発悪性リンパ腫、胚細胞腫瘍など

良性か悪性か、どちらともつかない中間的なものもある

大人の場合と小児の場合

脳腫瘍の発症率は、人口10万人あたり数人程度と推定され、決してよくある病気とはいえません。ただ、脳腫瘍は乳幼児から高齢者まで、幅広い年齢層に発症しています。

日本脳腫瘍統計によると、2005年から2008年の4年間の患者数は、原発性脳腫瘍と転移性脳腫瘍を合わせて約2万人。このうち14歳以下の小児患者は、約1，000人とされています。脳腫瘍全体でみると成人患者が圧倒的に多いのですが、子どもが重大な病気になること自体、そう多くないことを考えると、小児脳腫瘍は多いといえます。

大人にも小児にも起こりうる脳腫瘍ですが、脳腫瘍の種類別の発症頻度を見てみると、大人と小児では特徴が異なります。

まず全年齢で頻度が高いのは、「神経膠腫《こうしゅ》（グリオーマ）」と「髄膜腫《ずいまくしゅ》」、次いで「下垂体神経内分泌腫瘍」、「神経鞘腫《しょうしゅ》」、「中枢神経系悪性リンパ腫」、「頭蓋咽頭腫」などで、良性とされるものが約半数を占めています（図1参照）。

しかし、0歳から14歳の小児における発症頻度をみてみると、神経膠腫が34％を占め、次いで「胚《はい》細胞腫瘍」となっています。いずれも悪性とされるもので、小児の場合、7割以上が悪性ということになります。

このように述べると、「悪性だから助からない」、「良性ならば安心」などと考えてしまいがちですが、脳腫瘍は、そう単純な病気ではありません。悪性に分類されている腫瘍でも、部位によっては切除が可能な場合もあります。逆に良性であっても、部位によっては重大な症状を引き起こしたり、治療が難しい場合があるのです。

脳腫瘍を正しく理解するために、次項では脳の構造と、脳が担う重大かつ高度な機能について見てみることにしましょう。

脳腫瘍は幅広い年齢層で発症している

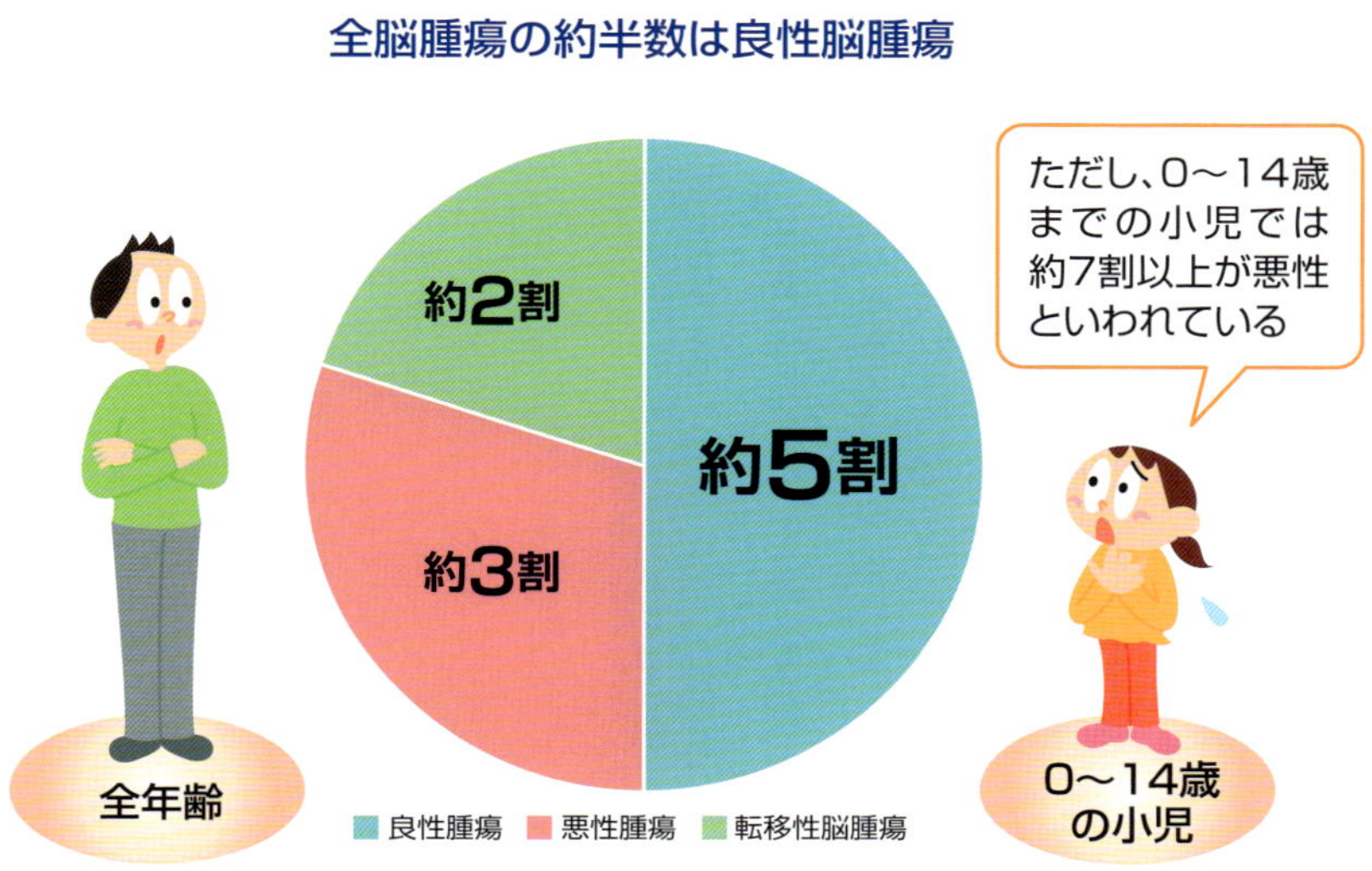

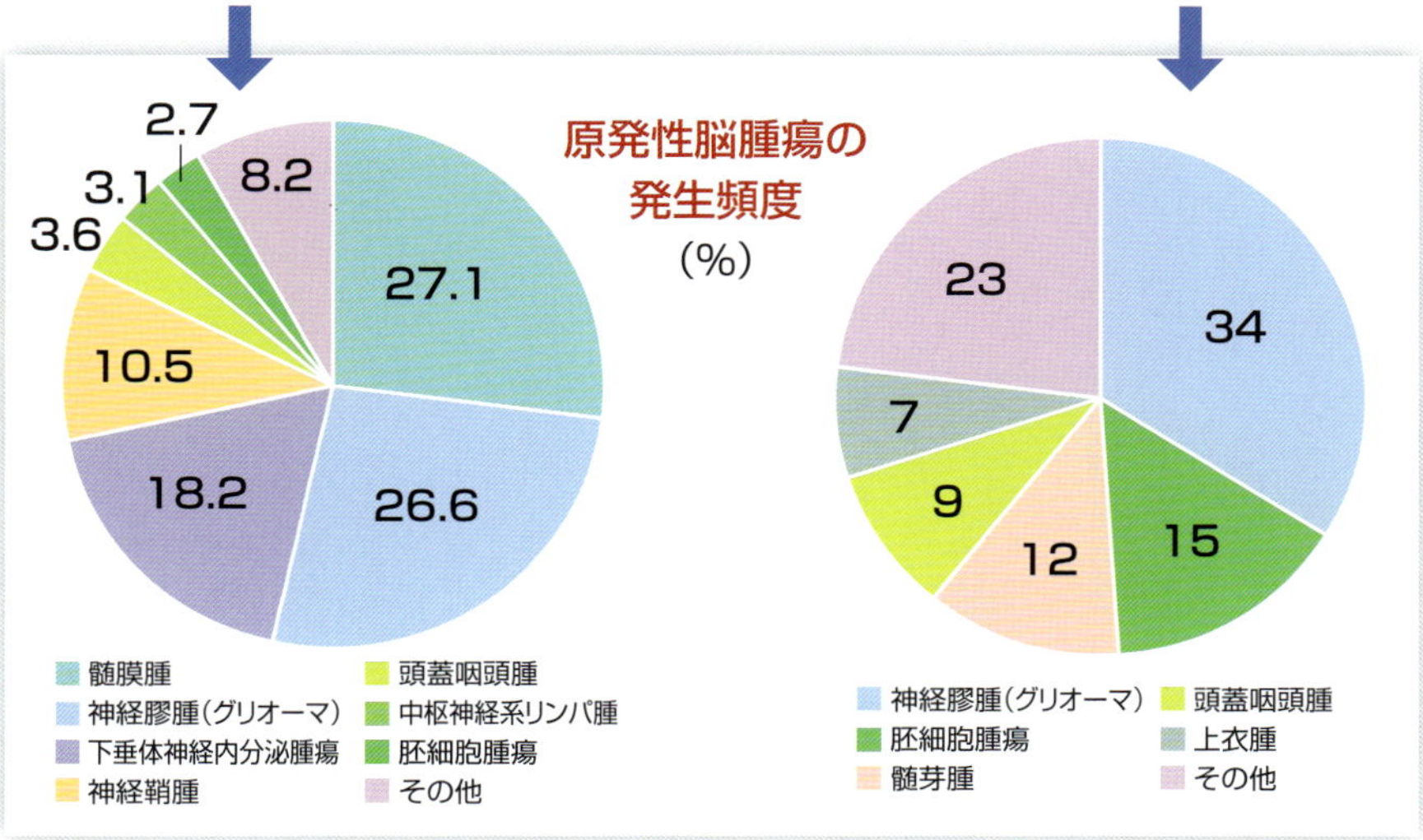

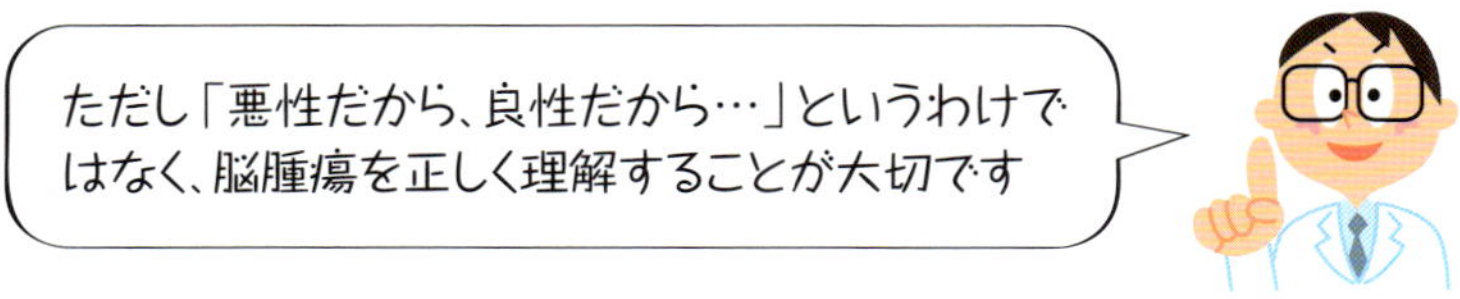

脳は体の機能と知的活動をコントロールしている

脳の構造と役割①～大脳

頭蓋骨のなかでは、外側から硬膜、くも膜、軟膜という3枚の膜が脳をおおい、保護しています。この3枚の膜は、まとめて「髄膜」と呼ばれています。そして、くも膜の下は脳に栄養を送る血管が走行し、さらにその内側は髄液という液体に満たされ、脳は髄液のなかに浮かぶようにして存在しています。

脳は「大脳」「小脳」「脳幹」に分けることができ、それぞれ生命活動や運動機能、知的活動などにおいて重要な働きを担っています。脳を構成するのは、「神経細胞」と「神経膠細胞」という2種類の細胞で、脳腫瘍のなかでも最も頻度の高い「神経膠腫（グリオーマ）」は、神経膠細胞が腫瘍化したものです。

まずは大脳の働きから見ていくことにしましょう。大脳は、人間の脳で最も発達した部分です。上から見て左側が左脳、右側が右脳です。左脳は体の右半身を、右脳は左半身を支配しています。

大脳の表面は、大脳皮質とよばれる神経細胞の層でおおわれています。厚さ3ミリほどの薄い層ですが、ここにびっしりと集まった脳神経細胞が、思考や記憶などといった人間ならではの高次脳機能を果たしています。大脳皮質の奥には、大脳基底核や大脳辺縁系があります。

また、大脳皮質は前頭葉、側頭葉、頭頂葉、後頭葉などの領域からなり、それぞれの領域では視覚や聴覚などの感覚の情報を受け取ったり、言語や運動の司令を出したりと、役割が決まっています。そのため、脳腫瘍や脳出血、脳梗塞など脳の病気では、病巣のある部位によって、言葉がうまく出てこなくなったり、手足の麻痺が現れたりと、部位に応じた症状がみられるのです。

脳の構造と大脳の働き

脳の構造

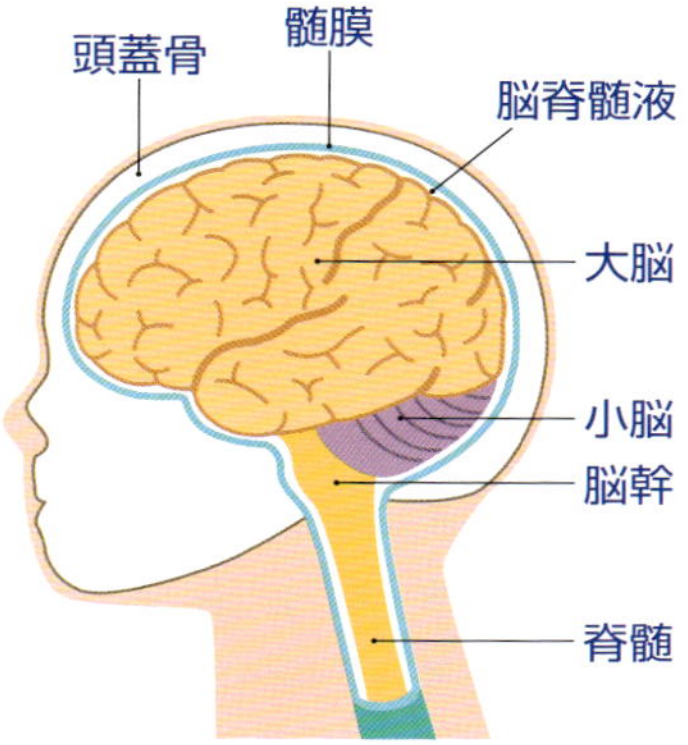

脳の上面

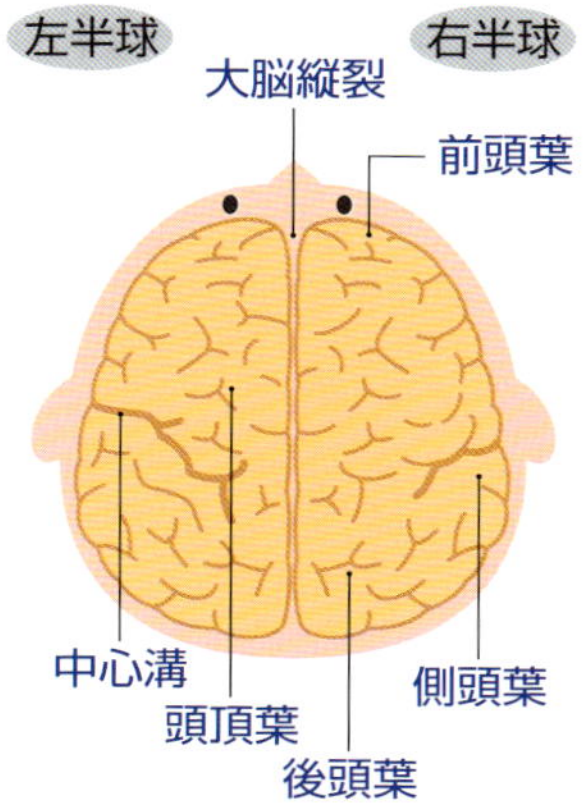

大脳の4つの領域と機能

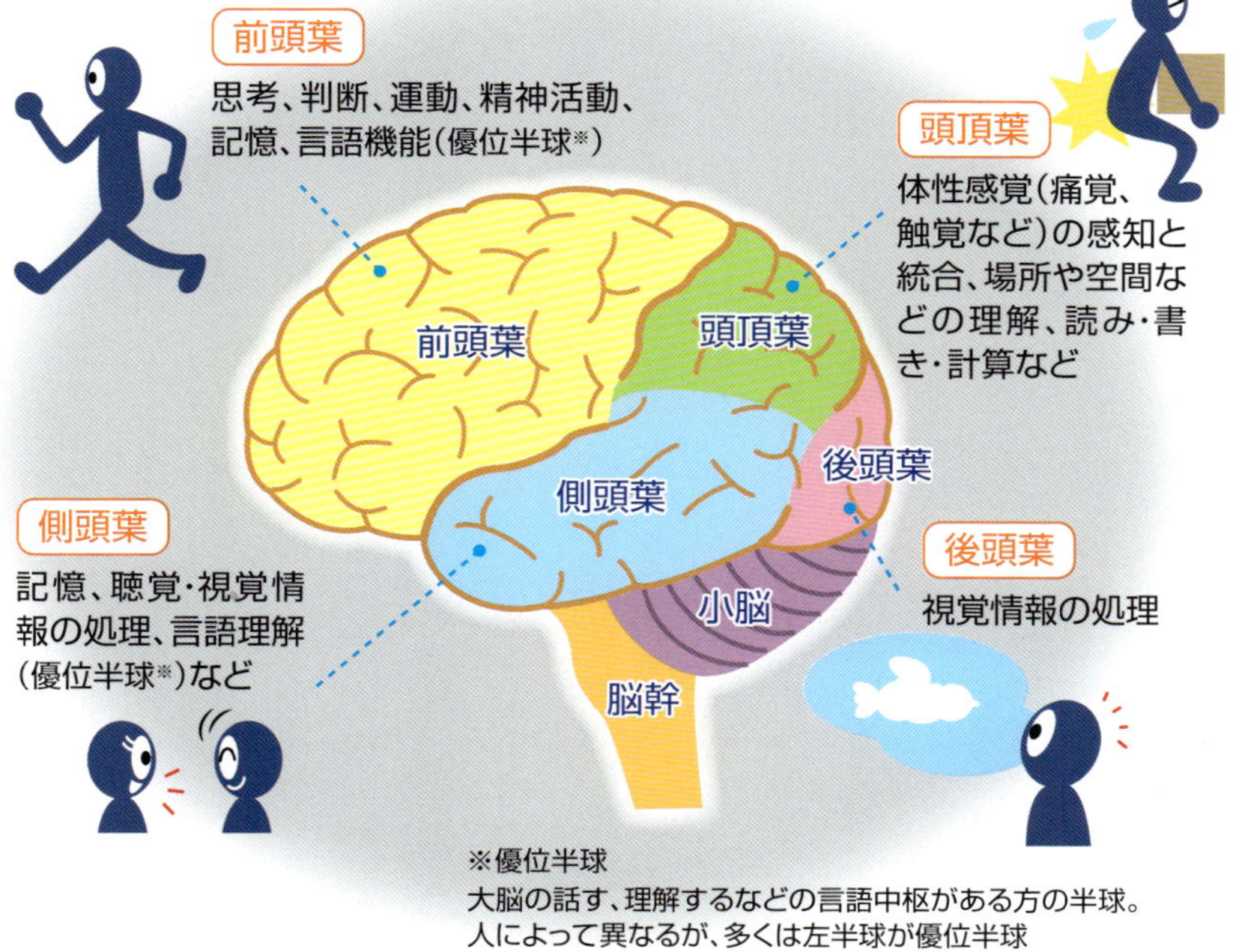

※優位半球
大脳の話す、理解するなどの言語中枢がある方の半球。人によって異なるが、多くは左半球が優位半球

脳の構造と役割②～小脳・脳幹

小脳は、大脳の下に隠れるようにして存在します。小脳のおもな働きは、体の動きを調節して、意識的な運動をスムーズに行うことです。

たとえば、テーブルのうえにある生卵をつかもうとしたとき、私たちはスムーズにつかむことができます。これは、小脳が生卵までの距離やつかむ力を微妙に調節しているからです。小脳がうまく働かなかったら、生卵を握りつぶしてしまうでしょう。あるいは、手が生卵を通り越して、いつまでたってもうまくつかむことができないかもしれません。

また、小脳には、眼球運動の調整や身体のバランス（平衡感覚）を保つ働き、運動技能を記憶する働きなどもあります。自転車の乗り方や泳ぎ方を一度習得すると、その後は多少のブランクがあっても自転車に乗ったり、泳いだりすることができるものですが、これも小脳の働きのおかげなのです。

小脳と同様、大脳の下にある脳幹は、大脳を串刺しにするような形で存在します。脳幹は脊髄からつながる延髄、その上にある橋、中脳からなり、視床、視床下部、下垂体などが隣接しています。

脳幹は心拍や血圧、呼吸機能、嚥下《えんげ》機能などをコントロールするところで、生命活動の中枢ともいえる部位です。また、大脳や小脳からの運動情報を脊髄に伝えたり、手足や体からの感覚の情報を視床に伝える働きも担っています。

脳幹の上にある視床には、末梢神経からの情報を大脳に伝えたり、喜怒哀楽などの感情を引き起こしたりする働きがあります。視床下部は自律神経、食欲や性欲などの本能、睡眠と覚醒といった生体リズムなどを調整しています。

下垂体は、全身のさまざまなホルモンの分泌をコントロールする司令塔です。視床下部からの指令によって機能しています。この下垂体の一部が腫瘍化したものを「下垂体神経内分泌腫瘍」といいます。

小脳、脳幹の構造とはたらき

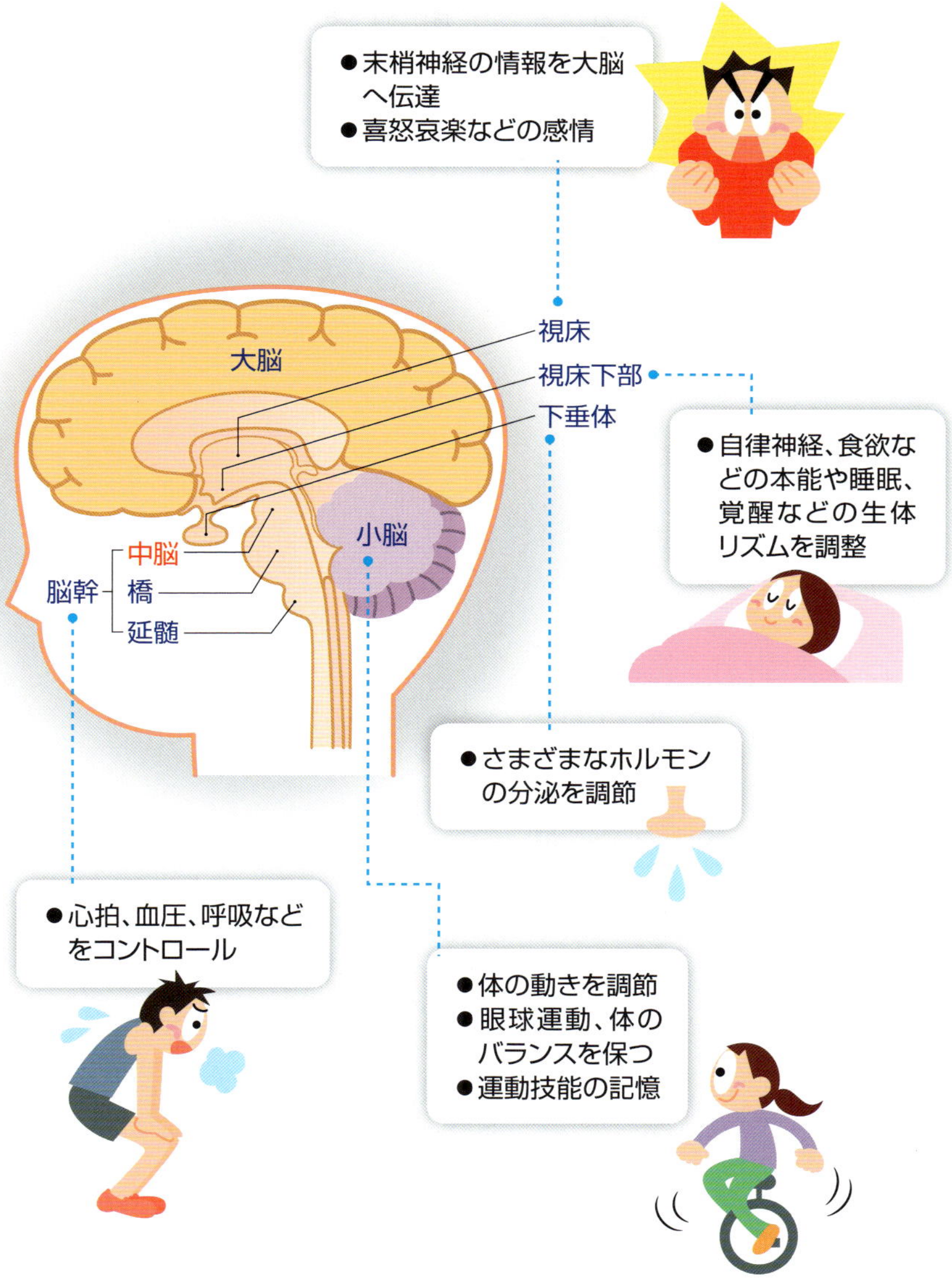

脳腫瘍は2つのタイプに分けられる

原発性脳腫瘍

脳腫瘍には、頭蓋骨のなかで生じる「原発性脳腫瘍」と、脳以外の場所でできたがんが転移して生じる「転移性脳腫瘍」の2つに分けられます。

原発性腫瘍は、脳を構成する神経細胞や神経膠細胞、脳を包む髄膜、脳から出ている神経、下垂体などから発生します。脳は大変複雑な臓器ですから、腫瘍が発生する部位や組織は多岐に渡り、腫瘍もそれぞれ種類が異なります。同じ部位や組織から発生した腫瘍でも、性質などによってさらに細かく分類され、その数は150種類以上ともいわれています。

また、原発性脳腫瘍には良性のものと悪性のものがあり、悪性は、おもに大脳や小脳、脳幹など脳そのものに生じます。一方、髄膜や下垂体、脳から出ている神経など、脳以外の組織に生じる腫瘍は、大部分が良性です。なお、原発性脳腫瘍は、悪性でも脳以外の場所へ転移することはほとんどありません。

150種類以上もある原発性脳腫瘍ですが、頻度が高いのは「髄膜腫」と「神経膠腫」で、次いで「下垂体神経内分泌腫瘍」が多く見られます。髄膜に生じる髄膜腫や下垂体に生じる下垂体神経内分泌腫瘍は多くが良性ですが、脳そのものを構成する神経膠細胞が腫瘍化する神経膠腫は悪性に分類されます。

一方で、脳腫瘍は発生する部位も重要です。脳腫瘍の約3分の1は大脳にできるとされ、その大半は神経膠腫です。また、髄膜にできる髄膜腫も、その多くが大脳を外側から圧迫するように大きくなります。大脳は部位によって機能が分担されているため、どこに腫瘍があるかによって現れる症状が異なります。治療方針を決めるうえでも、腫瘍の種類とともに、腫瘍のある部位は重要なポイントになります。

おもな原発性脳腫瘍と発生しやすい部位

[神経膠腫] 脳細胞の神経膠細胞が腫瘍化したものが神経膠腫。髄膜腫に次いで多くみられる。神経膠腫は、星細胞腫と乏突起膠腫に大きく分けられる。多くは大脳、子どもの場合は小脳や脳幹にもよくみられる	[神経鞘種] 脳からは脳神経と呼ばれる12対の末梢神経が出ており、その神経を取り巻く鞘から生じる腫瘍。腫瘍ができた神経の名前から、聴神経鞘種、三叉神経鞘種、顔面神経鞘種などと呼ばれる。聴神経に生じることが最も多く、次いで三叉神経、顔面神経などにも生じる
[髄膜腫] 脳を包む髄膜から生じる腫瘍。原発性脳腫瘍のなかで最も多い。大部分は良性。まれに悪性のものがある。多くは大脳をおおう部位に生じ、大脳を圧迫するように大きくなる	[頭蓋咽頭腫] 下垂体のもとになる頭蓋咽頭管という組織の一部が腫瘍化して生じる。小児に多くみられるが、成人に生じることもある。下垂体や視床下部、視神経の近くに生じる
[下垂体神経内分泌腫瘍] 下垂体の一部が腫瘍化。ホルモンを過剰に分泌するホルモン産生腺腫と、ホルモンを分泌しない非機能性下垂体腺腫(ホルモン非分泌性腺腫)に分けられる	[胚細胞腫瘍] 精子や卵子になる前の未熟な細胞から発生する腫瘍。小児、とくに思春期に多くみられる。下垂体や松果体に生じることが多い
[中枢神経系原発悪性リンパ腫] 脳以外に病変がないことが確認されて初めて中枢神経系原発悪性リンパ腫と診断される。中枢神経系原発悪性リンパ腫と診断されても、後に全身にリンパ腫が見つかることがまれにある。多くは大脳に生じ、脳幹に広がったり、眼内に生じることもある	[その他] 神経節膠腫、血管芽腫、類上皮腫、髄芽腫、脊索腫など

■脳腫瘍ができやすい部位

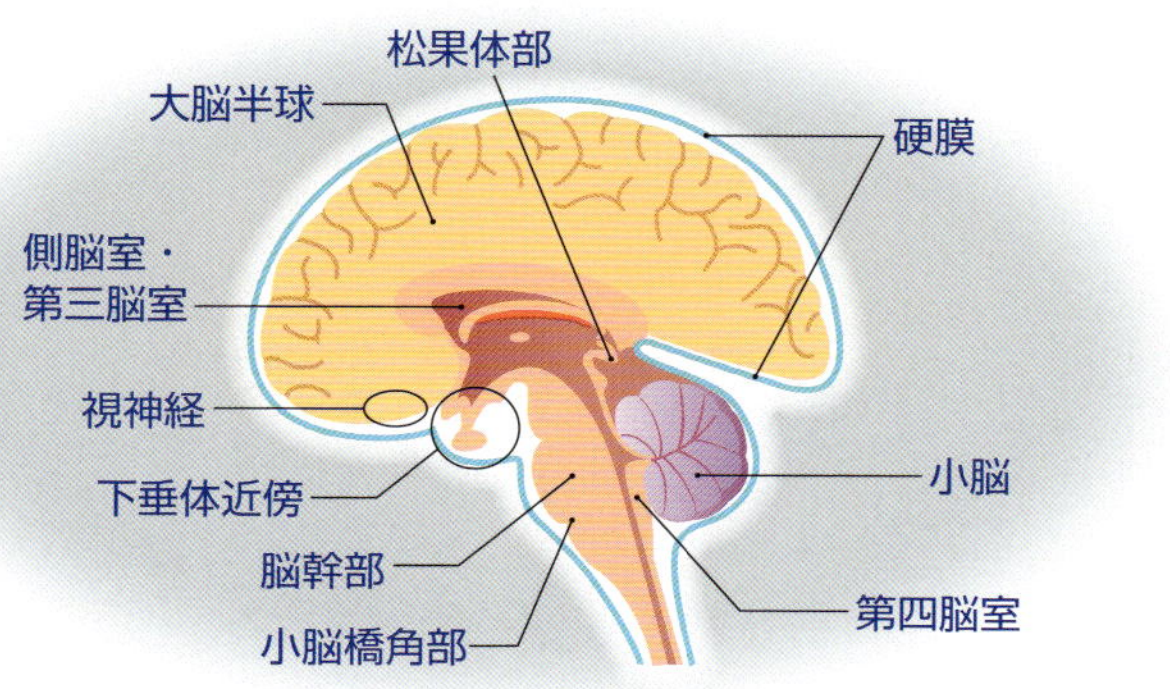

転移性脳腫瘍

転移性脳腫瘍とは、脳以外の臓器にできたがん細胞が血液の流れにのって脳に到達し、頭蓋内でかたまりをつくった腫瘍のことです。近年はがんの罹患率の上昇にともない、転移性脳腫瘍も増加傾向にあります。その背景には、化学療法などの全身治療の進歩により、薬剤が届きにくい脳に病巣が残るためと考えられます。

転移性脳腫瘍は、肺がんの転移によるものが最も多く、全転移性脳腫瘍の半分以上を占めています。次いで乳がん、大腸がん、腎がんなどの転移が多くみられます。また、日本では患者数は多くないものの、皮膚がんの一種である悪性黒色腫（メラノーマ）は、高頻度で脳へ転移することが知られています。

転移性脳腫瘍は血液を介して転移するため、腫瘍のできる部位は、脳の血流量の分布と大まかに一致します。脳の血流量の約80％は大脳半球にあり、前頭葉＞頭頂葉・後頭葉＞側頭葉の順に血流量が多くなります。小脳は15％、脳幹は5％です。転移は1ヵ所の場合もありますが、離れた部位に多発する場合もあります。

また、大脳では、大脳皮質の下に大脳髄質（白質）という領域があります。大脳皮質には神経細胞がぎっしりと集まっていますが、大脳髄質は神経線維からなります。転移性脳腫瘍は、この大脳皮質と大脳髄質との境界に起こりやすいとされています。その理由の1つとして、大脳皮質からの血管が大脳髄質になると急に細くなり、血流にのってきたがん細胞がつまりやすいことが考えられています。

転移が起こると、がんのステージ分類では「ステージ4」の進行がんと診断されます。患者さんや家族は大きな不安を感じるかもしれませんが、がん治療の進歩は転移性脳腫瘍の治療にも進歩をもたらしています。あきらめずに、どのような選択肢があるのかを主治医とよく相談することが重要です。

がんの転移によって引き起こされる脳腫瘍

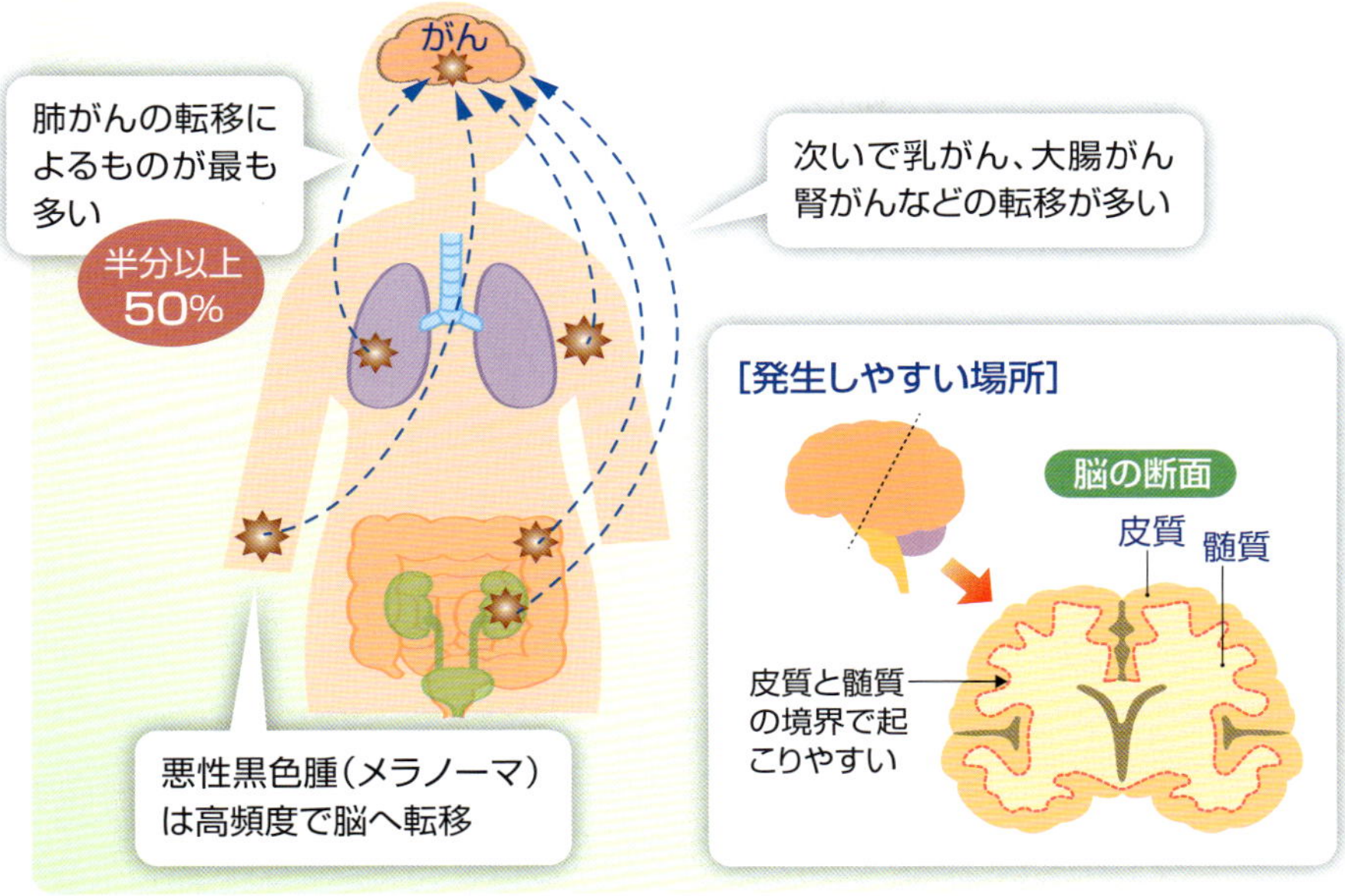

腫瘍のできる場所によって現れる症状は異なる

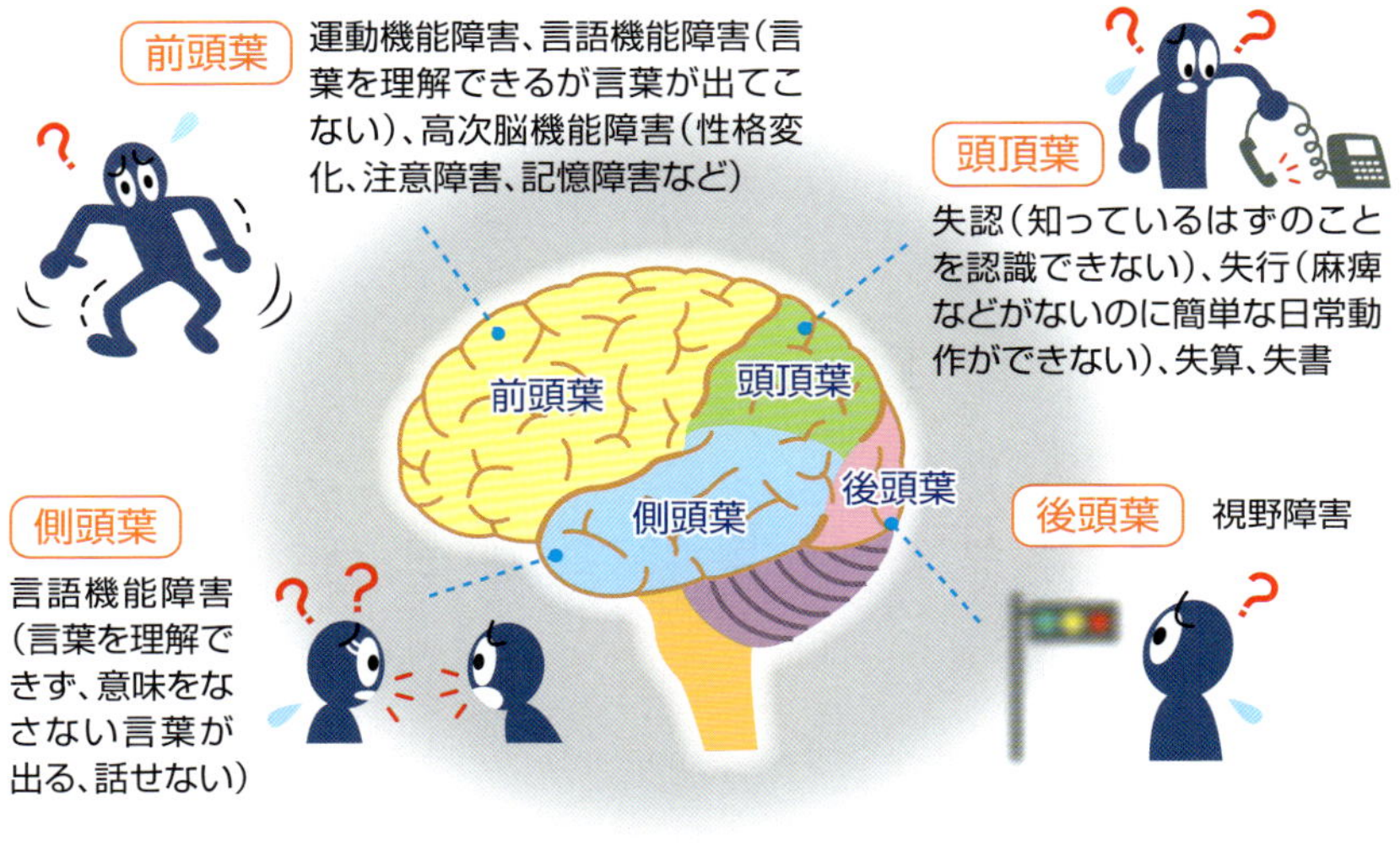

原発性の脳腫瘍の原因は何か？

いくつかの要因は考えられるが、未だ不明な点が多い

脳腫瘍はなぜ起こるのか、その根本的な原因は未だ解明されていないのが現状ですが、原発性脳腫瘍の発生には、複数の遺伝子異常が関係していることがわかっています。これらの遺伝子異常は腫瘍をつくる細胞だけに生じた突然変異で、親から子へ遺伝するわけではありません。ただし、「神経線維腫症」や「フォンヒッペルリンドウ病」、「結節性硬化症」、「カウデン症候群」など、ごく一部の脳腫瘍は、家族性に発生する場合があることがわかっています。

そのほかに考えられることとしては、スマホや携帯電話が発する電磁波が脳腫瘍の発生に影響を及ぼすのではないかと長年言われ続けています。現時点では、因果関係を科学的に示すような証拠は見つかっておらず、日本の総務省の発表でも「脳腫瘍への影響は認められない」とされていますが、スマホや携帯電話を長期間使用した場合のリスクについては、完全に解明されていないのも事実です。心配される場合は、使用時間をできるだけ少なくする、通話時はハンズフリー機器やスピーカー機能を利用して、スマホや携帯電話を頭から離して使用するなどの対策が適当と考えられます。また、子どもは成人にくらべてスマホや携帯電話の脳への影響が2倍以上との報告もあります。小・中・高校生のスマホでの通話のしすぎは注意すべきといえるでしょう。

そのほかの要因としては、何らかの理由で頭部に放射線照射を受けた人は、10年以上経過した後、その部位に腫瘍を発生するリスクが若干高まるとされています。また、脳腫瘍のなかでも髄膜腫は女性に多くみられ、女性ホルモンが関係しているのではないかといわれています。

原発性脳腫瘍は複数の要因が重なり合って発生する

原発性脳腫瘍には、「これだ」という決定的な原因は見つかっていません。複数の要因が重なり合うことで遺伝子異常が起こり、脳に腫瘍が発生すると考えられます

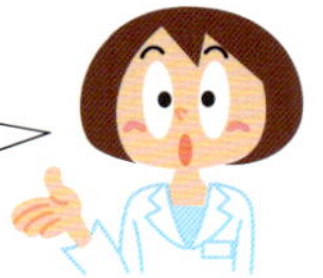

複数の遺伝子異常によって発生する

- 多くは遺伝子の突然変異。家族性に受け継がれるものではない
- ごく一部の脳腫瘍には、家族性が認められる

→「神経線維腫症」「フォンヒッペルリンドウ病」「結節性硬化症」「カウデン症候群」など

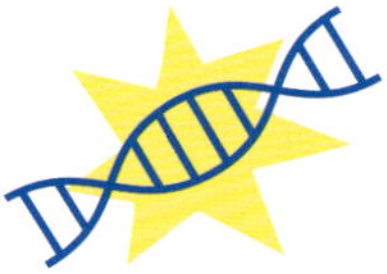

スマホや携帯電話による電磁波の影響も？

- 現時点では科学的な根拠を示す証拠はないが、スマホや携帯電話の影響については、まだわからないことも多い
- 子どもの脳は成人の2倍、電磁波の影響を受けるという報告もあり、子どもがスマホや携帯電話を頭に近づけて使用することには注意が必要

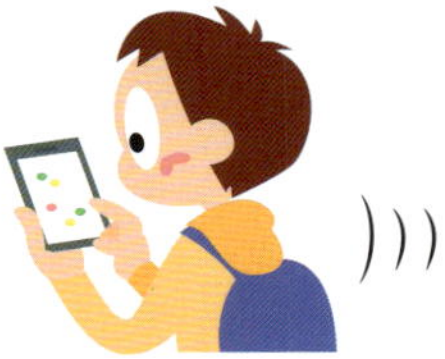

頭部への放射線照射も一因？

- 白血病や頭部白癬の治療などで頭部に放射線照射を受けた人は、10年以上経過した後にその部位に腫瘍ができるリスクが若干高くなるといわれている
- X線検査やCT検査など、一般的な画像検査による影響はほとんどないと考えられる

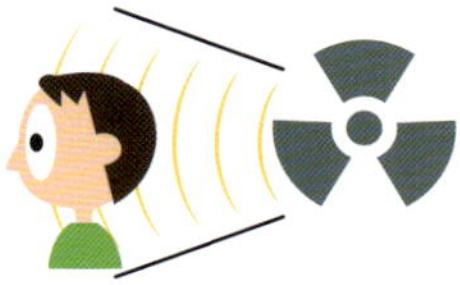

髄膜腫には女性ホルモンが影響している？

- 髄膜腫は女性に多くみられることから、女性ホルモンの影響が考えられている

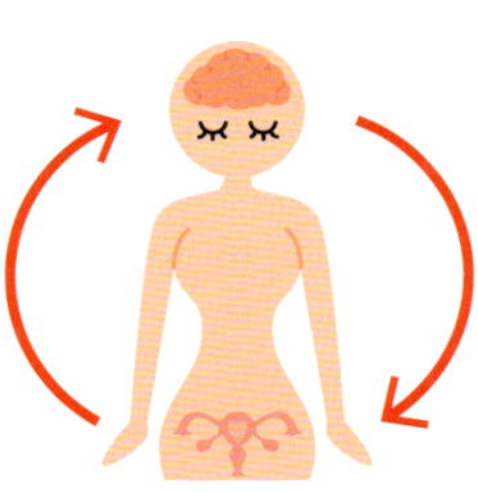

脳腫瘍に影響する生活習慣は何か？

生活習慣が腫瘍の進行を助長することも

脳腫瘍は、複数の遺伝子異常によって起こるとされていますが、その多くは突然変異によるもので、それ以上の原因は現在もはっきりわかっていません。しかし、脳腫瘍の進行を助長する要素は、日々の生活習慣にも潜んでいると考えられます。

たとえば、たばこは肺がんをはじめ、食道がん、膵臓がん、大腸がん、子宮頸がんなど、多くのがんのリスクを高めることが知られていますが、頭頸部のがんとの関連も指摘されています。また、他人のたばこの煙を吸ってしまう受動喫煙でも、肺がんや乳がんのリスクが高くなるといいます。原発性脳腫瘍のリスクを減らすためにも、喫煙者は直ちに禁煙すべきです。

高たんぱく・高脂肪食に偏った食事も、腫瘍の進行を助長する要因の1つと考えられます。動物性食品のとりすぎや野菜不足にならないよう注意したいところです。

なお、食生活では「塩分をとりすぎない」こと、「野菜や果物を積極的にとる」こと、「熱すぎる食べ物や飲みものは冷ましてからとる」ことなどが、科学的根拠に基づくがん予防法として推奨されています。

脳腫瘍の進行を抑えるためには、過度のストレスにも要注意です。ストレスは脳腫瘍だけでなく、あらゆる病気の引き金になったり、リスクを高めたりすることがわかっています。忙しい現代社会においては、ストレスを完全になくすことは難しいかもしれませんが、ストレスを上手に解消する術を身につけるとともに、十分な睡眠と休養をとり、ストレスの少ない生活を心がけることが大切です。

脳腫瘍の悪化をまねく３つの生活習慣

悪しき生活習慣は、今すぐ改めよう!!

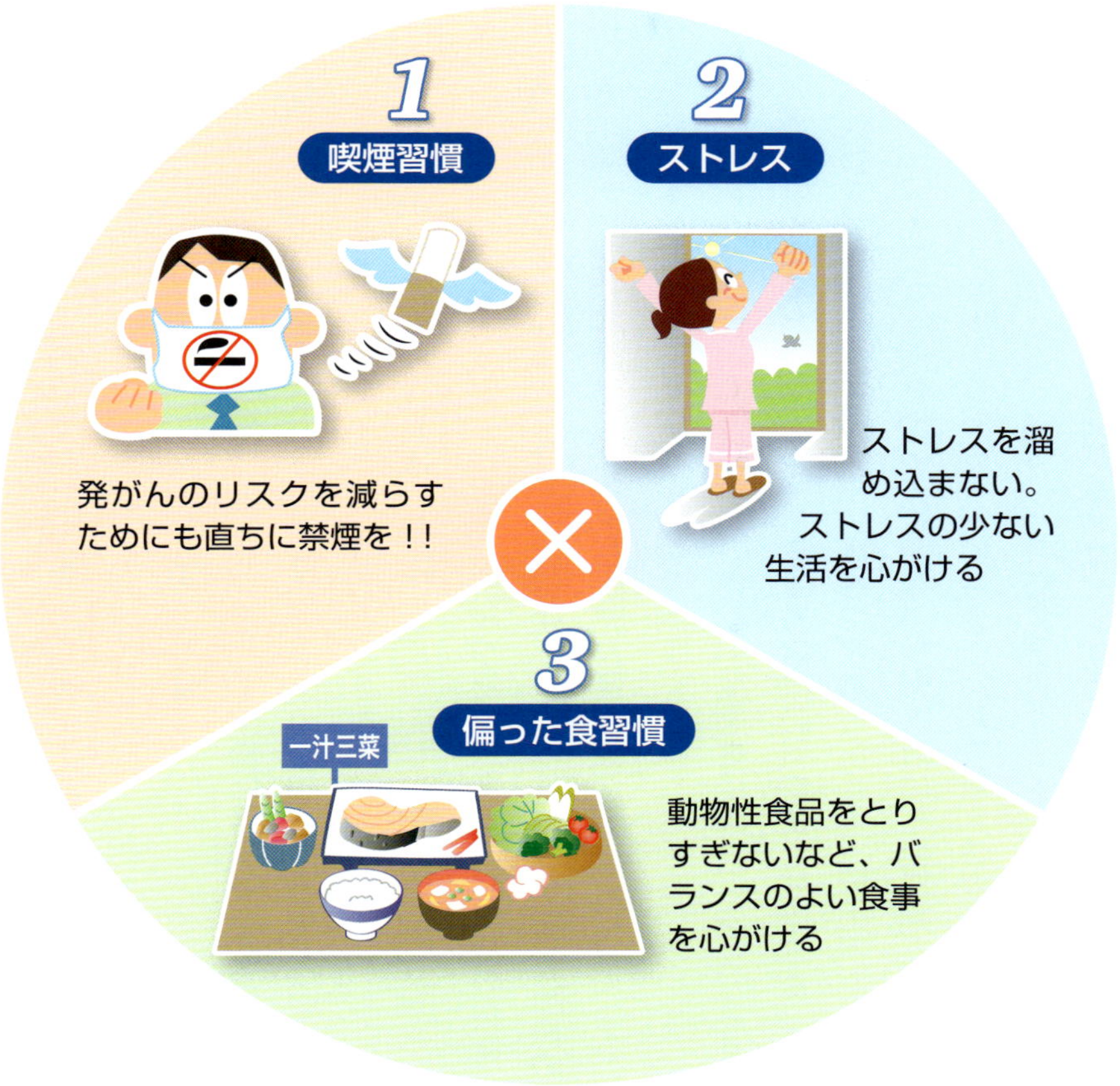

脳腫瘍を疑われる症状は？

代表的な症状は頭痛と嘔吐、視力・視野の異常

脳腫瘍は腫瘍が小さいうちに発見できれば、手術によって完全に切除できる可能性が高くなります。早期発見のためにも、脳腫瘍が疑われる症状について知っておきましょう。

頭蓋内に腫瘍が発生して大きくなると、頭蓋内の圧力（脳圧）が高くなります。一方で、腫瘍ができた周囲の脳は、腫瘍による圧迫を受けます。そのため、脳腫瘍の症状は、脳圧が高まることに起因する「頭蓋内圧亢進症状」と、腫瘍が脳を直接圧迫することによる「局所症状」に大きく分けられます。

頭蓋内圧亢進症状の代表といえるのが「慢性的な起床時の頭痛」、「原因不明の嘔吐」、「視力・視野の異常」です。これらは脳腫瘍の三大症状ともいえる典型的な症状で、良性にも悪性にも同じような症状がみられます。

なかでも頭痛は初期の脳腫瘍で約2割、進行した脳腫瘍では約8割の患者さんにみられる症状です。脳腫瘍では睡眠中、横になっている間に脳圧が高まったり、二酸化炭素が貯留するため、朝起きたときに頭痛が起こります。起床時の頭痛は片頭痛や副鼻腔炎などでもみられますが、脳腫瘍の頭痛の特徴は、起床時が最も強く、日中は軽くなることと、痛みは慢性的で日に日に強くなっていくことです。

また、脳腫瘍によって脳圧が高まると、突然、噴射するように勢いよく嘔吐することがあります。起床時の頭痛に加えて、原因不明に突然、嘔吐するようなことがあれば、脳腫瘍が疑われます。

さらに、視神経乳頭が腫れることによって、物が二重に見えたり、物がかすんで見えたり、視野が欠けたりすることもあります。

脳腫瘍の「頭蓋内圧亢進症状」

頭蓋内圧(脳圧)が高まる

頭蓋内で腫瘍が生じると、頭蓋骨は膨らむことができないので、圧力が高まり、さまざまな症状を引き起こす

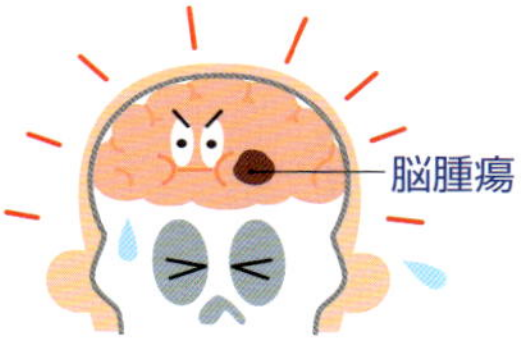

代表的な3つの症状

1 慢性的な起床時の頭痛

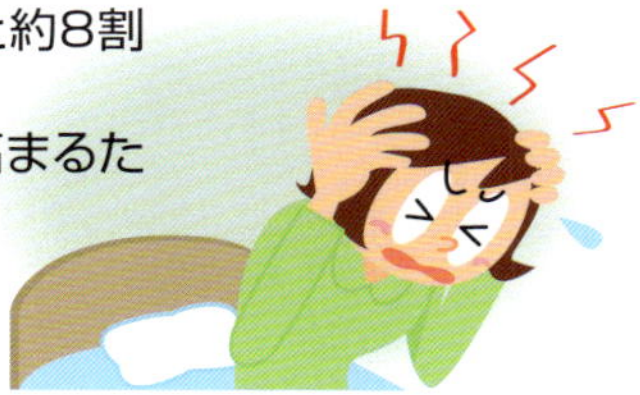

- 初期の患者さんでは約2割、進行すると約8割の患者さんに慢性的な頭痛がみられる
- 脳圧は睡眠中、横になっているときに高まるため、起床時に頭痛が強くなる
- 日中は軽くなる傾向がある
- 痛みは慢性的でよくなることはなく、日に日に強くなっていく
- 良性の腫瘍でじわじわと大きくなってきた場合は、頭痛が起きないこともある

2 原因不明の嘔吐

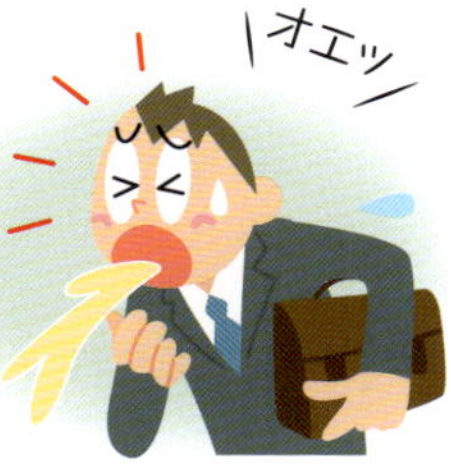

- 原因不明の嘔吐は、頭痛と同様、起床時に起こりやすい
- 突然、噴射するように勢いよく嘔吐することが多い
- 吐いてしまうと脳圧が下がるため、スッキリすることもある

3 視力・視野の異常

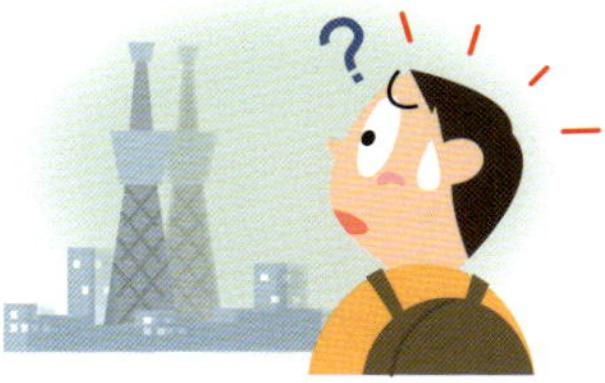

- 物が二重に見える
- 物がかすんで見える
- 視野が欠ける

気をつけたい「局所症状」と「けいれん発作」

局所症状とは、腫瘍が脳を直接圧迫することによって現れる症状のことです。運動や感覚、思考や言語、精神活動など、脳はさまざまな機能を果たしていますが、どの部位がどの機能を担当するのか、脳のなかでは役割が決まっています。そのため、局所症状は腫瘍の発生部位によって異なります。

大脳の場合、前頭葉では腫瘍と反対側の手足の運動麻痺、異常行動、性格の変化、認知機能低下、記憶力低下、自発性や集中力の低下、言葉を理解できるが話せなくなる運動性失語などがみられます。側頭葉では、言葉を理解できない、流暢に話すが言葉の言い誤りが多いなど、おもに言語機能が障害されます。頭頂葉では、腫瘍と反対側の感覚障害のほか、読み書きや計算ができなくなったり、左右を判断できなくなったりします。また、後頭葉では、腫瘍と反対側の視野が欠けることがあります。

動きやしゃべり方がぎこちなくなったり、フラフラしたり、物をつかもうとしたときに距離感がつかめなくなったりするのは、小脳の腫瘍の症状です。脳幹の場合は、顔面や手足の感覚障害、顔や手足の運動麻痺や顔面の筋力低下などのほか、嗄声（しゃがれ声）や聴力障害、嚥下障害がみられることもあります。

下垂体神経内分泌腫瘍は、視神経を圧迫して、視野が狭くなるなどの視覚障害を引き起こすことがあります。また、下垂体はホルモン分泌に関わっているため、下垂体に腫瘍ができると、女性では無月経、男性では性機能障害が生じたり、手足の先が巨大化する末端肥大症などが現れることもあります。

また、脳腫瘍では、無秩序な電気信号が生じ、「けいれん発作」を起こすことがあります。けいれん発作には、体が硬直して意識を失う、記憶がなくなる、動作を停止するなど、いろいろなタイプがあります。

局所症状の例

前頭葉 腫瘍と反対側の手足の運動麻痺、異常行動、性格の変化、認知機能低下、記憶力低下、自発性や集中力の低下、言葉を話せなくなる運動性失語、けいれん発作など	**小　脳** 動きやしゃべり方がぎこちなくなる、フラフラする、物をつかもうとしたときなどに距離感がつかめない、眼球が不自然に動くなど
側頭葉 言葉を理解できない、流暢に話すが言葉の言い誤りが多い感覚性失語、腫瘍と反対側の視野が欠ける、運動停止などのけいれん発作など	**脳　幹** 物が二重に見える、顔や手足の運動麻痺、顔面の筋力低下、嗄声、聴力障害、嚥下障害など
頭頂葉 腫瘍と反対側の感覚障害、読み書きができない、計算ができない(失算)、左右を判断できない、指の名前が言えない、左右片方の刺激を認識できない(半側空間失認)など	**下垂体** 視野の外側が見えにくくなる(両耳側半盲)、女性では無月経や生理不順、男性では性機能障害や体毛が薄くなる、手足の先が巨大化する末端肥大症、尿が大量に出る尿崩症など
後頭葉 腫瘍と反対側の視野が欠けるなど	

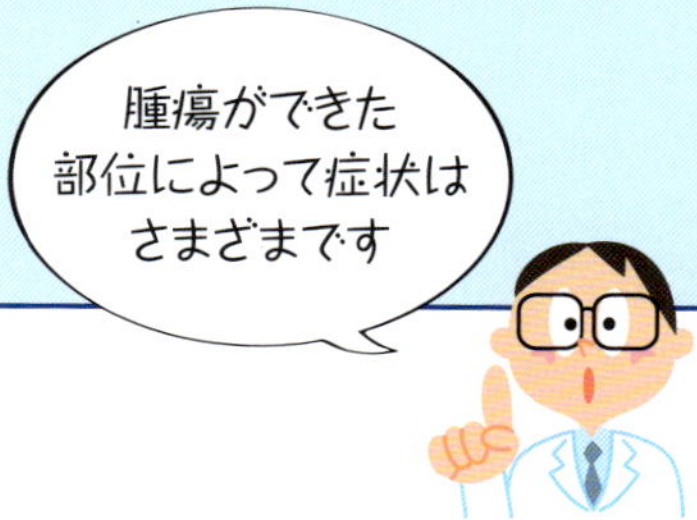
腫瘍ができた
部位によって症状は
さまざまです

脳腫瘍は小児期の発生も多い

小児がんのなかで脳腫瘍は白血病に次いで発生頻度が高い

脳腫瘍は、大人だけの病気ではありません。小児期にも脳腫瘍が発生し、小児脳腫瘍には成人の脳腫瘍とは違った特徴や課題があります。ここでは小児脳腫瘍について述べておきましょう。

小児脳腫瘍とは、15歳未満の子どもに発生した脳腫瘍をいいます。小児の脳腫瘍の発生率は100万人あたり約30人といわれ、そのうち約20人が悪性脳腫瘍とされています。ただ、小児の脳腫瘍は命に関わる症状をともなうことが多く、ほとんどの脳腫瘍で高度な治療が必要となります。そのため、腫瘍の悪性度にかかわらず、「小児がん」と考えられます。

小児脳腫瘍は小児がん全体の20〜25%を占めており、白血病に次いで2番目に多くなっています。一方で、白血病は治療法が進歩し、治療成績が向上したため、小児がんによる死亡原因は、小児脳腫瘍が白血病を抜いて1位となっています。小児脳腫瘍の治療も日々進歩しているのですが、白血病治療にはまだ追いついていないというのが現状です。

小児脳腫瘍で頻度が高いのは、神経膠腫《こうしゅ》、胚《はい》細胞腫瘍（胚腫）、髄芽腫《ずいがしゅ》、頭蓋咽頭腫などで、悪性度の高いものが比較的多く、治療が困難であるのも事実です。治療の結果、救命することができても、重い障害が残るケースは少なくありません。成長期にある子どもの場合、脳腫瘍の治療は脳機能や体の成長のほか、復学や入学、学習、社会活動、さらに心理的にも影響を及ぼすことがあるのです。

小児脳腫瘍と診断されたら、治療の選択肢やどのような影響が考えられるのかなどについて、治療を始める前に主治医の話をしっかりと聞くことが重要といえます。

小児脳腫瘍が抱える問題点

- 小児がんのなかでは白血病に次いで発症頻度が高い
- 小児がんによる死亡原因としては、白血病を抜いて第1位
- 悪性度が高いタイプの脳腫瘍が多い
- 複雑な治療が必要になる
- 高度な治療を受けられる施設が限られており、施設によって受けられる治療に格差がある
- 治療によって救命することができても、障害が残ることが少なくない
- 成人後の治療を継続しなければならないケースもある
- 障害により、成人後の自立が難しい
- 進学や復学が難しい
- 知能低下や機能低下、体調不良などにより、学校生活にうまく適応できないことがある
- 発達期の子どもへの心理的影響が大きい　など

…と問題点は多いが、主治医としっかりタッグを組み、治療することが大切。そのためにも早期発見を!!

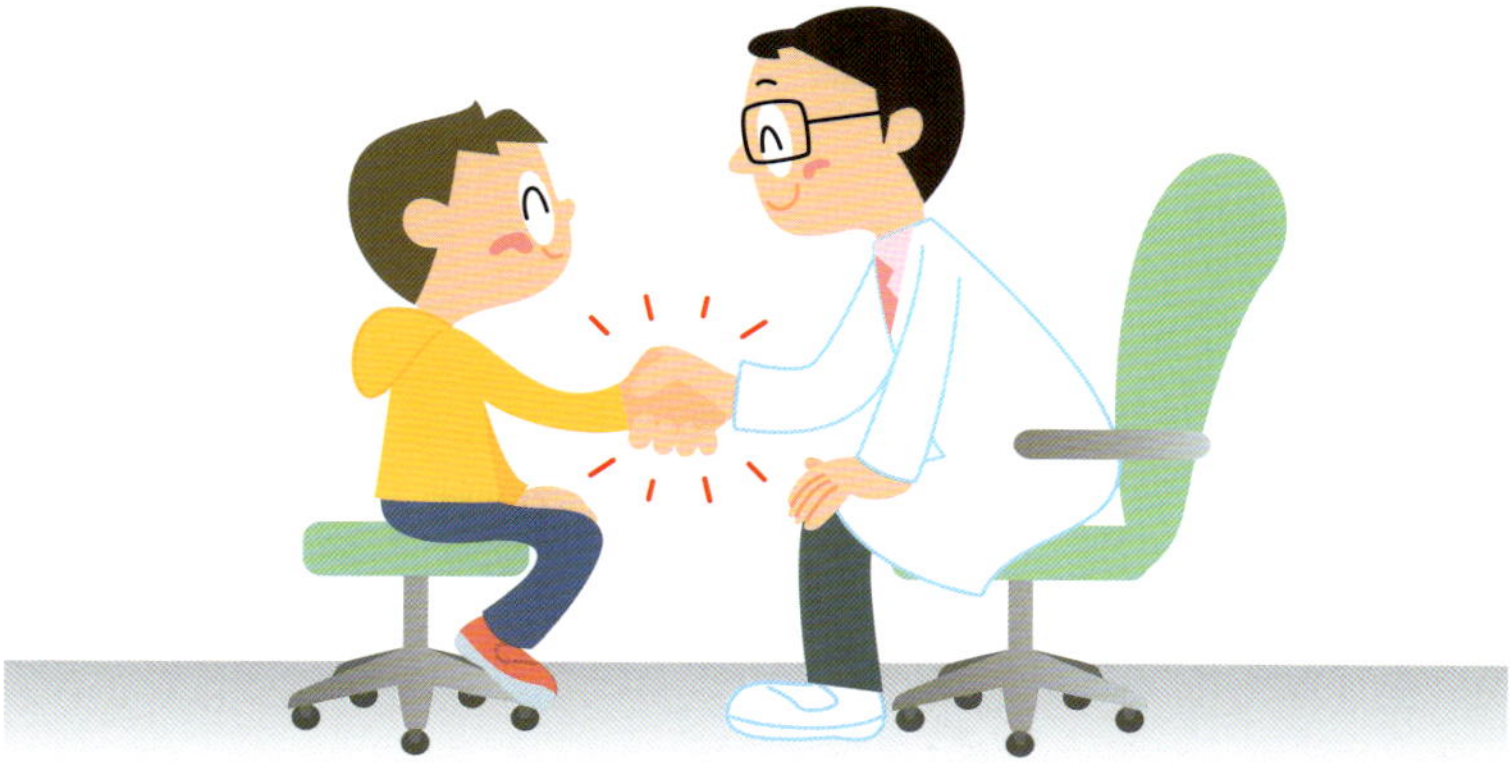

子どもは上手く症状を表現できないことが多い

課題の多い小児脳腫瘍ですが、子どもの場合、大人とくらべて症状が現れにくく、発見が遅れることが問題の1つです。

頭蓋骨は、いくつかの骨がつながり合って丸い形をつくっており、骨と骨との結合は成長とともに強固になります。大人の頭蓋骨は強固に結合していますが、子どもの頭蓋骨は低年齢であるほど骨のつなぎ目が離れやすく、脳に腫瘍があっても自然に減圧されるため、すぐには症状が現れないことが少なくないです。また、症状が出ていたとしても、子どもは上手く症状を伝えることができないことも、発見が遅れてしまう理由の1つになっています。

たとえば、頭痛1つをとっても、語彙の少ない子どもは「頭が痛い」と訴えるとは限りません。「痛い」と言葉で伝えることができるようになるのは、1歳半～2歳くらいからです。3～5歳くらいになると、痛みの程度を表現したり、痛みのある部位を指し示したりできるようになるといいます。しかし、幼児期の子どもは、痛みを「イヤ」「寂しい」「かゆい」などの言葉で表現することもあります。

また、視力や視野の異常は、片方の目に異常があっても、もう片方の目で見ることができるので、子どもは違和感を訴えないことが多いのです。

頭痛と吐き気は脳腫瘍の典型的な症状ですが、頭痛と吐き気がセットで現れる子どもの病気は多々あり、即座に脳腫瘍と結びつけるのは難しい場合もあるでしょう。

小児脳腫瘍の症状の特徴としては、頭囲が大きくなる、機嫌が悪くなる、学校へ行きたがらない、動きたがらないなどが挙げられます。体重が増えなくなったり、利き手が変わったりすることもあります。子どもの様子がいつもと違う場合や、何か心配なことがある場合は、念のため医療機関を受診することをおすすめします。

小児の脳腫瘍の症状は、気づきにくい

理由その1　症状が現れにくい

子どもの頭蓋骨は骨と骨とのつなぎ目に隙間があるため、頭蓋内に腫瘍ができても、すぐには圧が高まらず、症状が現れにくいという特徴がある

理由その2　子どもは症状を上手く伝えられないから気づきにくい

- 頭痛があっても、「頭が痛い」と訴えるとは限らない
- 痛みを「イヤ」「寂しい」「かゆい」などと表現することも
- 片側の視力や視野に異常があっても、もう一方の目が見えていると異常を訴えない

小児脳腫瘍の症状を見逃さないで!!

頭囲が大きくなる（新生児から乳児）

起床時の頭痛

原因不明の嘔吐

視力や視野の異常

うまく歩けない、フラフラする

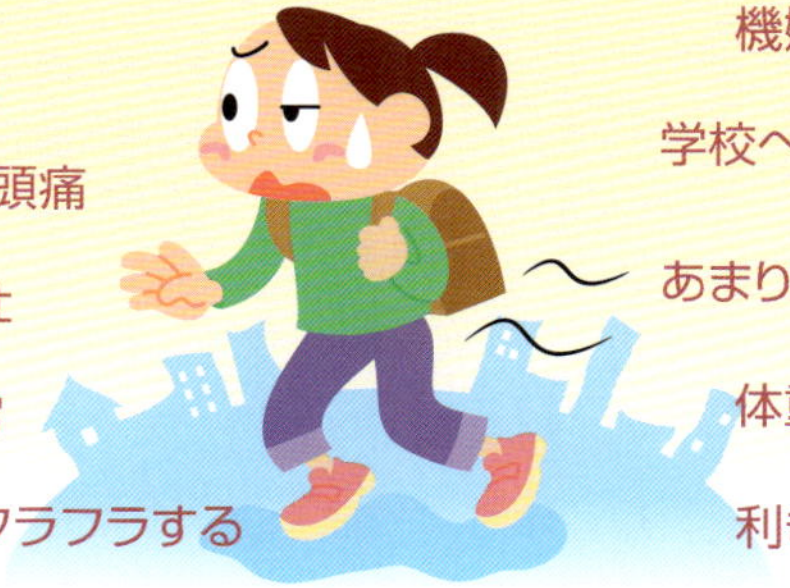

機嫌が悪くなる

学校へ行きたがらない

あまり動かなくなる

体重が増えなくなる

利き手が変わる

など

脳脊髄液が頭蓋内にたまる「水頭症」

脳腫瘍が大きくなると、頭蓋内にある髄液の流れが悪くなり、脳のなかの脳室に髄液が過剰にたまって脳室が拡大することがあります。これを「水頭症」といい、乳幼児では頭囲の拡大という目に見える症状として現れることがあります。

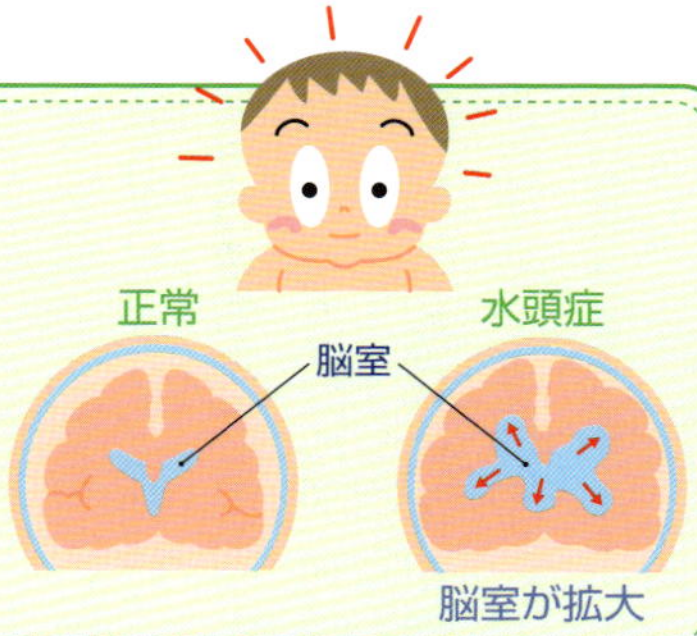

脳腫瘍と間違われやすい病気

類似する症状の病気は多い

脳腫瘍はまれな病気ですが、よく似た症状が現れる病気はたくさんあります。

脳腫瘍では、腫瘍ができることで頭蓋内の圧力が高まったり、大脳が圧迫されたりしてさまざまな症状が現れますが、頭蓋内の圧力を高めたり、大脳を圧迫するのは腫瘍だけではありません。

たとえば、脳の細い血管が破れて出血する「脳出血」や、くも膜の下に出血を来たす「くも膜下出血」では、出血した血液によって頭蓋内の圧力が高まり、頭痛や吐き気、嘔吐などの頭蓋内圧亢進症状が現れます。脳出血では、出血した血液が血腫というかたまりとなり、周囲の正常組織を直接圧迫するため、麻痺や感覚障害、言語障害などの後遺症をともなうことも少なくありません。「脳梗塞」は、脳の血管に血栓が詰まって閉塞し、その先の脳神経細胞が壊死してしまう病気ですが、これも壊死が起こる部位によって、脳腫瘍の局所症状と同じような症状が現れます。また、脳腫瘍の局所症状は、認知症の症状ともよく似ており、高齢者では「歳のせいだ」などとのんびりかまえてしまうこともあります。

一方で、いわゆる〝頭痛持ち〟と呼ばれる慢性頭痛のなかでも、「片頭痛」や「緊張型頭痛」は起床時に頭痛が起こることが多く、脳腫瘍とまぎらわしい場合があります。慢性頭痛は命にかかわる病気ではありません。それだけに、頭痛持ちの人は頭痛をがまんしたり、市販の鎮痛薬でやりすごしたりする人が多いようです。脳腫瘍が原因で起きている頭痛であっても見逃してしまいがちなので注意が必要です。頭痛などの症状がいつもと違う場合は、がまんせず、直ちに受診するようにしてください。

よく似た症状の病気はおもに３つ

1 脳出血

脳出血やくも膜下出血などにより、頭蓋内に圧力が高まる。脳腫瘍と同様の頭蓋内圧亢進症状（29頁）が現れる

2 脳梗塞

脳の血管に血栓が詰まって閉塞。脳腫瘍と同様のさまざまな局所症状（31頁）が現れる

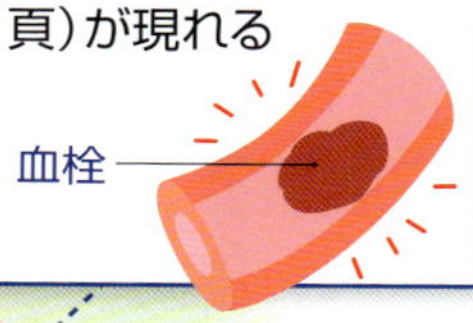

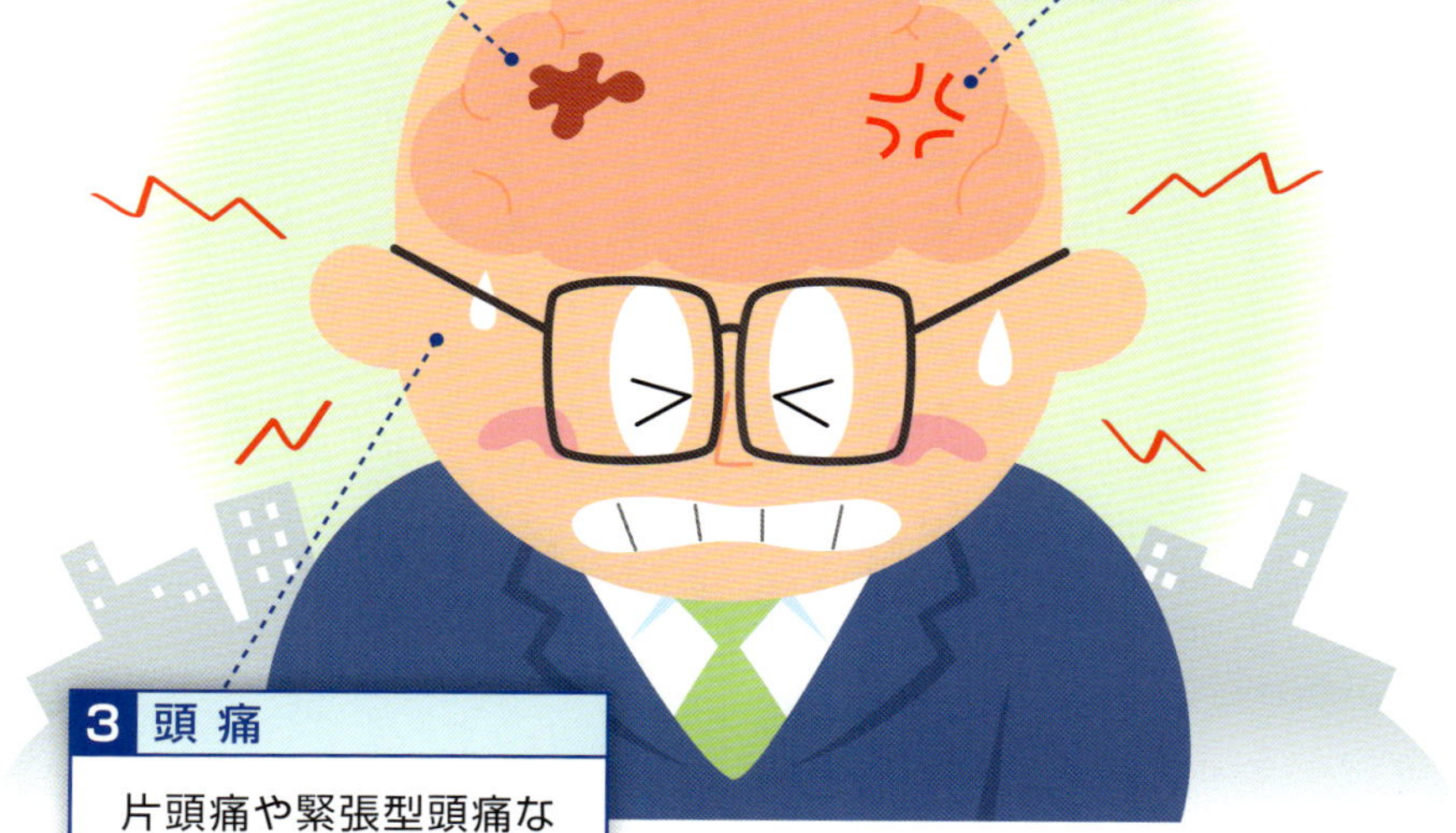

3 頭 痛

片頭痛や緊張型頭痛など脳腫瘍の症状（29頁）と同様、起床時に頭痛を起こすことが多い

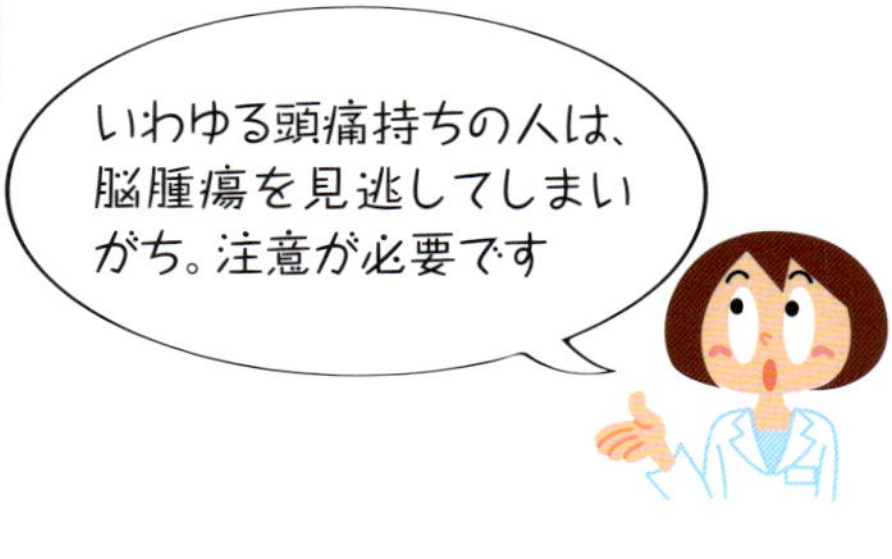
いわゆる頭痛持ちの人は、
脳腫瘍を見逃してしまいがち。注意が必要です

原発性脳腫瘍の分類の仕方

原発性脳腫瘍の種類別でみると、髄膜腫や下垂体神経内分泌腫瘍、神経鞘《しょうしゅ》腫、頭蓋咽頭腫など、脳以外の組織から生じる腫瘍は基本的に良性です。また、脳そのものから生じる神経膠《こうしゅ》腫は多くが悪性なのですが、神経膠腫の一種である毛様細胞性星細胞腫は良性の性格とされています。毛様細胞性星細胞腫は、小児によくみられる脳腫瘍です。

これらの良性脳腫瘍は、正常組織との境界がはっきりしているため、手術で切除しやすく、完全に切除できれば完治となります。その後、良性脳腫瘍は転移したり、再発したりすることもほとんどありません。

ただし、脳腫瘍の場合、腫瘍の性質が良性であっても、できた部位によっては治療が難しいことがあります。その場合は、悪性度の高いものとして扱う必要があります。

良性脳腫瘍

脳腫瘍という病気には、「もう助からない」というイメージを抱く人も少なくないようです。しかし、脳腫瘍とひと言にいっても種類はさまざまで、実は完治が望めるものも多いのです。その目安となるのが、「良性なのか、それとも悪性なのか」です。

脳腫瘍には、脳以外で発生した悪性腫瘍、いわゆるがんが脳へ転移した転移性脳腫瘍と、頭蓋骨のなかで発生した原発性脳腫瘍があります。転移性脳腫瘍は、もとのがんの性質を受け継いでいるので、良性か悪性かでいえば、悪性ということになります。

一方、原発性脳腫瘍には、良性とされるものが多くあります。腫瘍の増殖スピードが緩やかで、周囲の正常組織との境界がはっきりしているものは良性とされます。

原発性脳腫瘍は良性のものも多い

良性脳腫瘍とは…

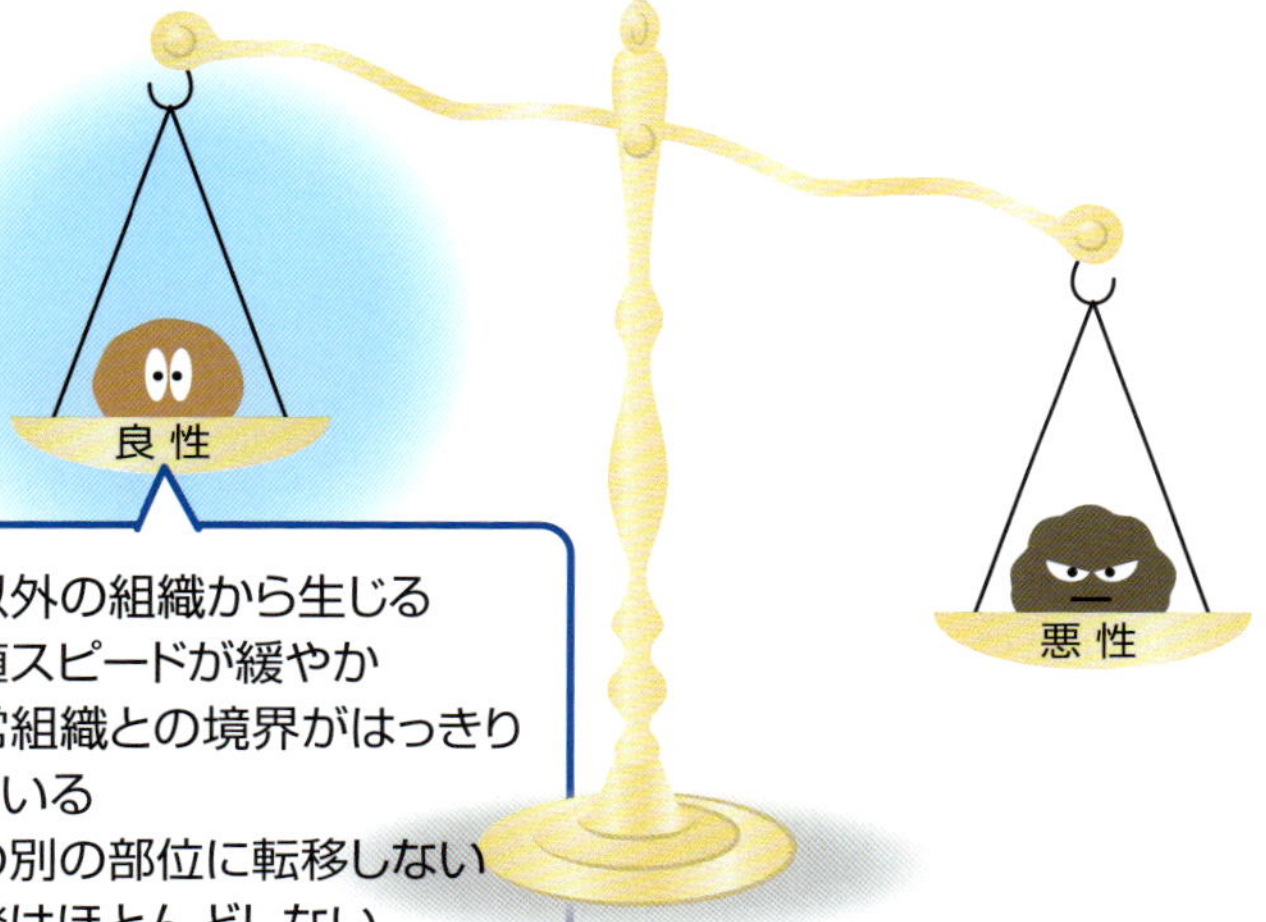

- 脳以外の組織から生じる
- 増殖スピードが緩やか
- 正常組織との境界がはっきりしている
- 脳の別の部位に転移しない
- 再発はほとんどしない

おもな良性脳腫瘍

髄膜腫（まれに悪性のものもある）／下垂体神経内分泌腫瘍／神経鞘腫／頭蓋咽頭腫／毛様細胞性星細胞腫／神経節膠腫／血管芽腫／類上皮腫など

ただし、良性脳腫瘍でも、まれに悪性のような活動性を示したり、再発して悪性に転じる場合もある

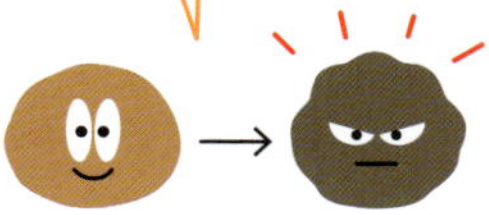

完全に切除できれば完治も可能

腫瘍が小さく、周囲に重要な機能を果たす脳や血管がなければ、治療せず経過観察とする場合もある

良性でも、脳の重要な機能を担う部位や脳の奥深くにできた腫瘍は治療が難しくなる場合もあります

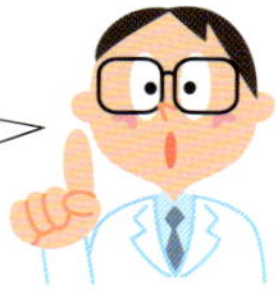

悪性脳腫瘍

良性脳腫瘍に対して、増殖のスピードが速く、「浸潤《しんじゅん》」といって周囲の正常組織にじわじわと浸み込むように広がっていくものが悪性脳腫瘍です。悪性脳腫瘍の多くは、大脳や小脳、脳幹など、脳そのものに生じます。

悪性脳腫瘍の代表ともいえるのが、脳を構成する神経膠細胞が腫瘍化した神経膠腫（グリオーマ）です。神経膠腫はさらに細かく分類され、先に述べた毛様細胞性星状細胞腫のように極めて良性のものもありますが、それ以外は悪性に分類されます。

なかでも頻度が最も高い膠芽腫《こうがしゅ》は悪性度も極めて高く、高齢者に多くみられます。そのほかにも、星細胞腫や乏突起膠腫《ぼうとっきこうしゅ》、上衣腫などが悪性脳腫瘍とされていますが、神経膠腫は「IDH」という遺伝子に変異があるかどうかによって予後が大きく違ってきます。IDH遺伝子に変異のない「IDH野生型」は、とくに悪性度が高いとされています。

神経膠腫以外の悪性脳腫瘍としては、小児に多くみられる髄芽腫《ずいがしゅ》や胚細胞腫瘍（胚腫）、高齢者に多くみられる中枢神経系悪性リンパ腫などが挙げられます。また、髄膜腫はほとんどが良性ですが、まれに悪性のものがあるので注意が必要です。

これらの悪性脳腫瘍は、周囲の正常組織との境界が不明瞭です。そのため、完全に取り除こうとすると、周囲の脳ごと大きく切除しなければなりません。しかし、それでは脳の機能を障害することになるので、多くの場合、完全な切除は難しいのです。また、一定の機能は人間が生きるうえで必要なので、脳の機能を大きく障害してまで完全切除することは勧められていません。

そこで、放射線療法や薬物療法を組み合わせて行うのですが、近年はその治療成績が上がっており、治せるものが増えています。悪性と診断されてもあきらめず、希望を持って治療に取り組んでください。

悪性脳腫瘍でも治せるものが増えてきている

悪性脳腫瘍とは…

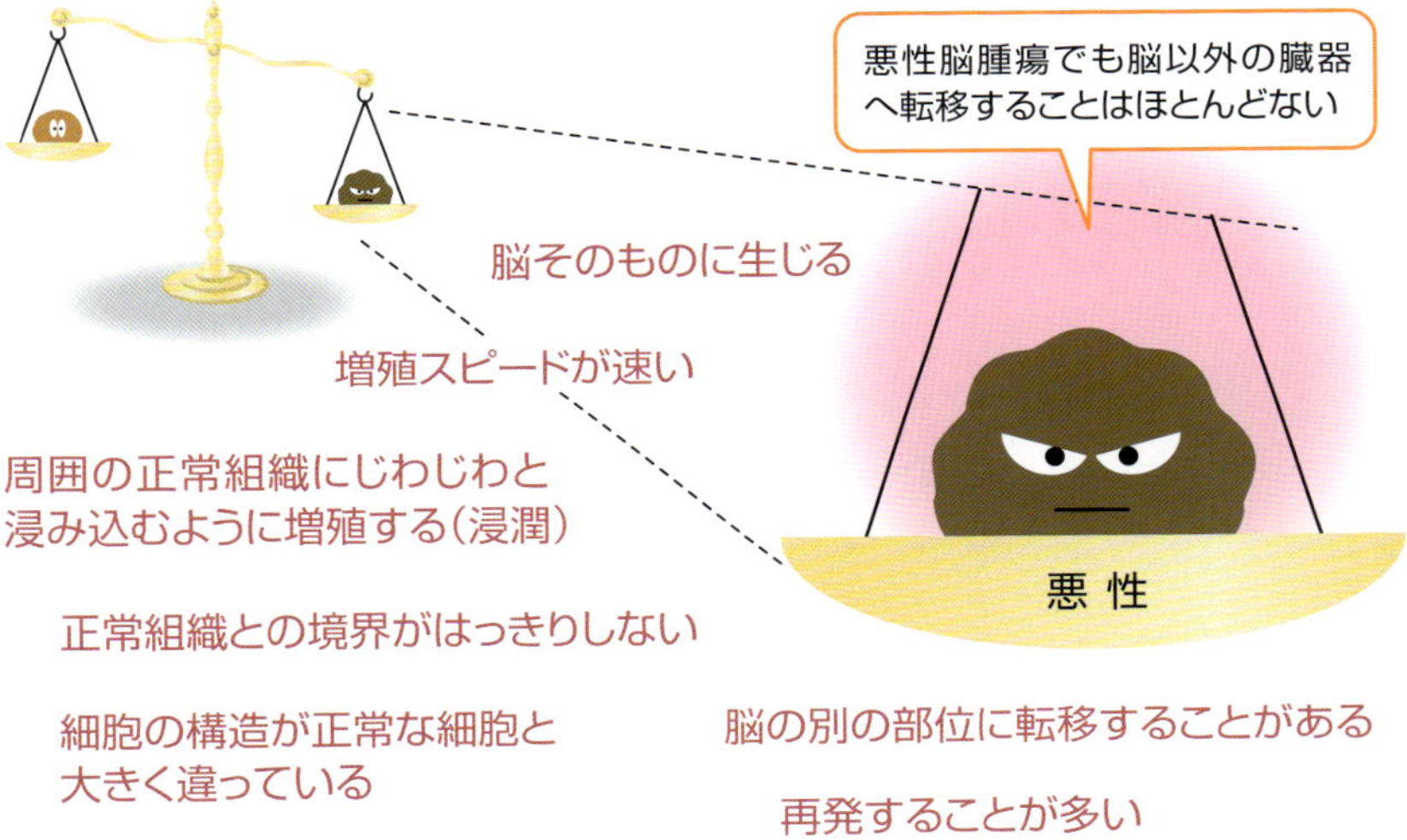
悪性脳腫瘍でも脳以外の臓器へ転移することはほとんどない
脳そのものに生じる
増殖スピードが速い
周囲の正常組織にじわじわと浸み込むように増殖する(浸潤)
正常組織との境界がはっきりしない
細胞の構造が正常な細胞と大きく違っている
悪 性
脳の別の部位に転移することがある
再発することが多い

おもな悪性脳腫瘍

膠芽腫／星細胞腫／乏突起膠腫／上衣腫／髄芽腫／胚細胞腫瘍(胚腫)

完全に切除するのは困難…しかし…

手術以外にも放射線療法や薬物療法を組み合わせて行うことで、治せるものが増えてきています

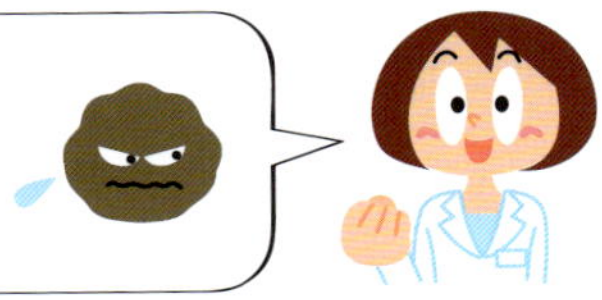

悪性度（グレード）は1~4に分けられる

通常、がんは進行度に応じて、ステージ0~4の5段階に分類されますが、脳腫瘍ではこのようなステージ分類は用いられません。代わりに良性のものも悪性のものも、それぞれ「グレード」で悪性度が示されています。ここでいうグレードというのは、治療をしない場合の腫瘍の増大・進行、予後の目安で、脳腫瘍では1~4の4段階に分けられています。

グレード1は良性脳腫瘍です。増殖のスピードは緩やかで、それ以上大きくならない場合もあります。手術で完全に切除できれば、完治ものぞめます。多くの髄膜腫、下垂体神経内分泌腫瘍、神経鞘腫、神経節膠腫、頭蓋咽頭腫、血管芽腫、毛様細胞性星細胞腫、類上皮腫などが該当します。

グレード3~4は悪性脳腫瘍とされ、グレードが上がるにつれて悪性度が高くなります。

グレード2に該当するのは、神経膠腫の一種である星細胞腫や乏突起膠腫の一部、上衣腫のほか、中枢性神経細胞腫、一部の髄膜腫、脊索腫《せきさくしゅ》などです。これらは増殖のスピードは緩やかですが、数年かけて大きくなります。また、周辺組織に広がりを見せているため、手術で完全に切除するのは困難な場合があり、今後はグレード3、4に発展することも予測されます。

グレード3は増殖のスピードが速く、周辺組織に広がっています。手術で完全に切除するのは難しく、放射線療法や薬物療法で治療を続ける必要があります。該当するのは、神経膠腫では星細胞腫や乏突起膠腫、上衣腫、そのほかではごく一部の髄膜腫などです。

グレード4は増殖のスピードが非常に速く、極めて悪性度が高いとされています。神経膠腫の膠芽腫のほか、中枢神経系悪性リンパ腫、胚細胞腫瘍、髄芽腫などがこれに該当しますが、予後は種類によって異なります。

種類別・原発性脳腫瘍のグレード

組織名		グレード
神経膠腫（グリオーマ）	毛様細胞性星細胞腫	1
	星細胞腫IDH変異型	2〜4
	乏突起膠腫	2〜3
	IDH野生型	4
	膠芽腫	4
	上衣腫	2〜3
	神経節膠腫	1
	中枢性神経細胞腫	2
	髄芽腫	4
	胚細胞腫瘍（胚腫）	4
	中枢神経系悪性リンパ腫	4
	髄膜腫	1
		2
		3
	神経鞘腫	1
下垂体神経内分泌腫瘍	成長ホルモン産生腺腫	1
	プロラクチン産生腺腫	1
	副腎皮質刺激ホルモン産生腺腫	1
	非機能性下垂体腺腫（ホルモン非分泌性腺腫）	1
	頭蓋咽頭腫	1
	脊索腫	2
	血管芽腫	1
	類上皮腫	1

異常を感じたら、すぐに受診を

症状だけでは良性か悪性かの判断はできない

どんな病気にもいえることですが、とくに脳腫瘍は早期の発見と治療が重要です。なぜなら、脳は生命維持や運動、感覚、知的活動などといった重大かつ高度な機能を担っているからです。

だからこそ「脳腫瘍と診断されるのが怖い」と、受診をためらう人もいるかもしれません。しかし、脳腫瘍にはさまざまな種類があります。患者数の多い髄膜腫や下垂体神経内分泌腫瘍などは良性脳腫瘍ですし、良性であれば完全に切除できれば完治も可能です。なかには治療の難しい、非常に悪性度の高いものも存在しますが、そのような悪性脳腫瘍の頻度は決して高くありません。また、悪性であっても、近年は悪性脳腫瘍に対する治療成果は高まっています。

脳腫瘍は、起床時の頭痛、原因不明の突然の嘔吐、視力や視野の異常が三大症状です。また、半身の手足に麻痺がみられる、フラフラする、ろれつが回らないなどの症状がみられることもあります。しかし、症状だけでは良性なのか、悪性なのか、またどんな種類なのかを判断することはできません。

脳腫瘍の場合、悪性度はもちろん重要ですが、悪性でも良性でも腫瘍が大きくなると大脳が圧迫されるなどして、脳の重要な機能が損なわれる可能性があります。深刻な事態を回避するためにも、早期に発見し、治療することが何よりも重要なのです。脳腫瘍が疑われるような異常を感じたら、まずは受診し、くわしい検査を受けるようにしてください。

脳腫瘍と診断されたときは、病気に立ち向かうためにも、ご自身の脳腫瘍がどのようなタイプなのかを正しく理解する必要があります。次章では脳腫瘍の種類別に、それぞれの特徴を見ていきましょう。

何より早期の発見、治療が大切

でも…

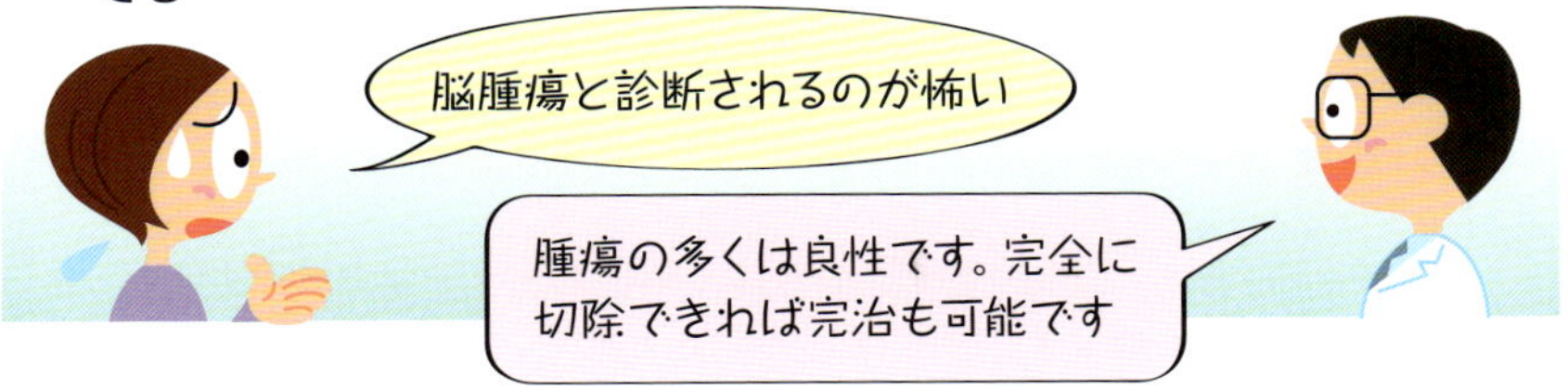
脳腫瘍と診断されるのが怖い
腫瘍の多くは良性です。完全に切除できれば完治も可能です

だって

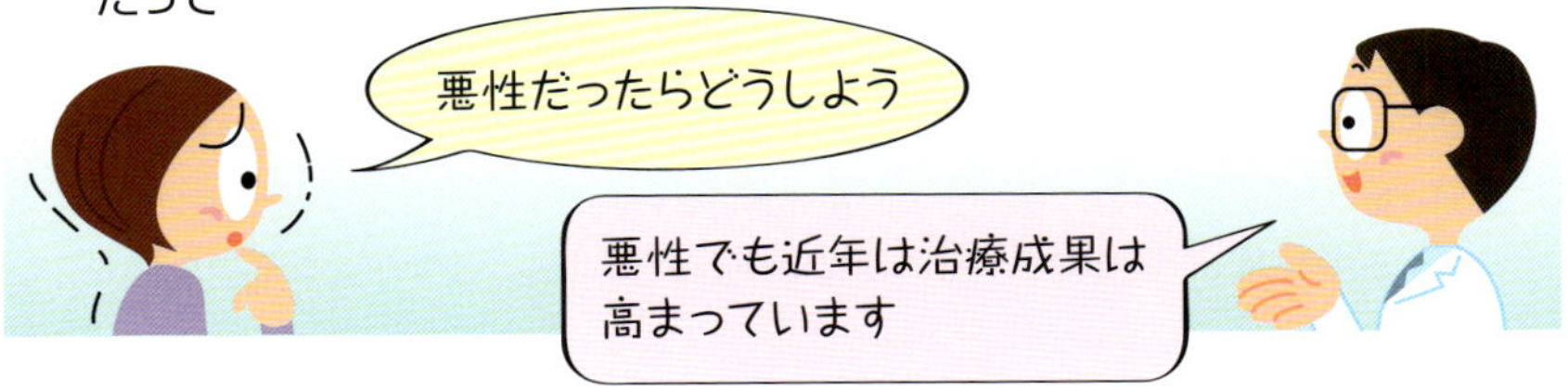
悪性だったらどうしよう
悪性でも近年は治療成果は高まっています

実は…

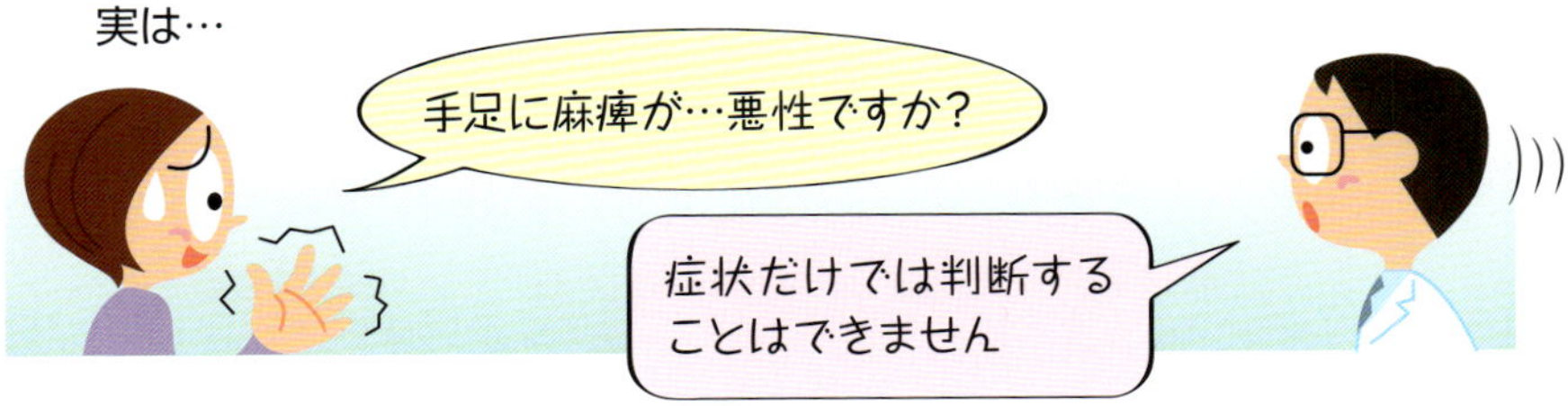
手足に麻痺が…悪性ですか？
症状だけでは判断することはできません

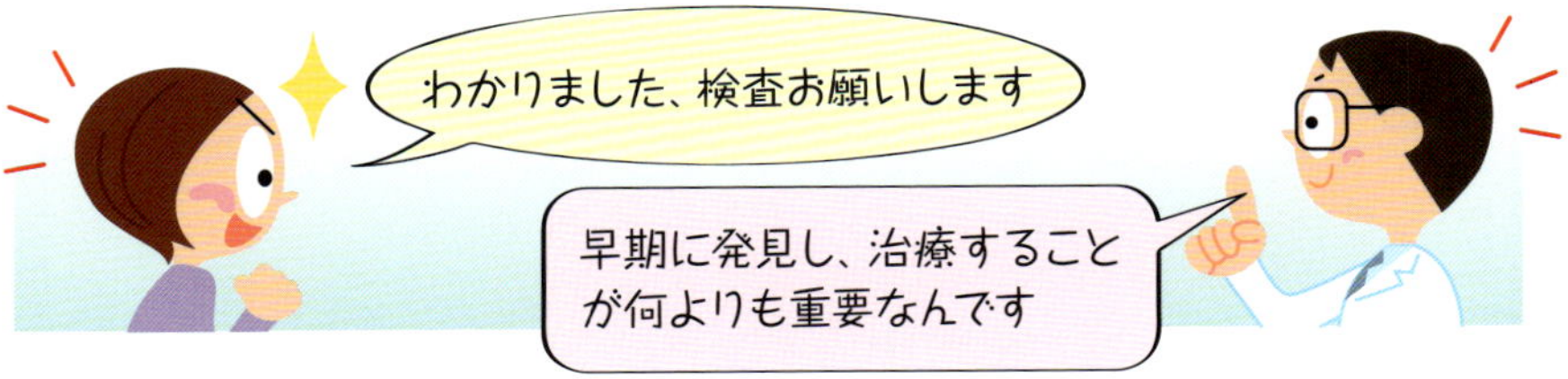
わかりました、検査お願いします
早期に発見し、治療することが何よりも重要なんです

column

腫瘍により脳のむくみが生じる脳浮腫

「脳浮腫」とは、脳の組織に水分が過剰にたまり、脳の容積が大きくなってしまった状態をいいます。脳のなかには、血管や細胞、細胞と細胞の間など、さまざまな場所に水分があります。本来、脳の水分量は一定に保たれているのですが、脳浮腫ではその量を超えて水分がたまるため、脳細胞が膨張してしまうのです。

さらに、本来の脳の毛細血管には、「血液脳関門」といって、有害物質が血管から脳へ移動しないよう制限する血管壁構造があるのですが、脳腫瘍で生じた新生血管には血液脳関門がありません。そのため、さまざまな物質を通過させてしまい、脳浮腫が起こりやすくなるとも考えられています。

一方で、脳腫瘍では、腫瘍によって髄液（16頁）の通り道が塞がれると、水頭症を合併することがあります。水頭症とは、髄液の流れが悪くなり、頭蓋内に髄液がたまって脳室が拡大する病気です。この水頭症も、脳浮腫の原因となります。

脳浮腫によって脳が膨張すると、頭蓋内の圧力が高まり、頭痛や嘔吐などといった頭蓋内圧亢進症状が現れます（28頁）。さらに悪化すると、生命維持の中枢とも呼ばれる脳幹が圧迫され、命に関わることもあります。脳腫瘍の治療では、「副腎皮質ホルモン薬」や「浸透圧利尿薬」を用いて脳浮腫を治療することもあります。

第２章

原発性脳腫瘍の種類と特徴

脳腫瘍は種類によって性質や現れる症状などが異なります。また、種類や発症する年齢などによって、治療法が異なる場合もあります。脳腫瘍が見つかったときは、いたずらに恐れるのではなく、その種類と特徴を知ることが大事です。

原発性脳腫瘍の種類は非常に多い

学術的に多種多様に分類されている

原発性脳腫瘍は非常に細かく分類されており、その数は150種類以上にも及ぶといわれています。しかし、なぜ、そんなにもたくさんのタイプのものが存在するのでしょうか？

その理由の1つは、腫瘍が発生する部位です。脳腫瘍とは、頭蓋内で発生する腫瘍の総称ですが、頭蓋内では脳はもちろん、脳以外の組織からも腫瘍が発生することがあります。たとえば、脳を包む膜や脳から出ている神経、下垂体というホルモン分泌に関わる小さな臓器からも腫瘍が発生することがあります。そもそも脳は構造が複雑で、脳の周囲にはさまざまな組織があるので、できる腫瘍もそれぞれ種類が異なり、治療も変わってくるのです。

そして、原発性脳腫瘍は、そのなかでも悪性度や性質などによってさらに細かい分類が生じます。腫瘍の悪性度や腫瘍をつくる細胞の性質によって、予後が決まり、治療法が選ばれていくのです。

この分類の仕方も、少し前までは病理組織学的評価といって、腫瘍の一片を顕微鏡で観察して分類するのが主流でした。いわゆる〝見た目〟で診断されていたのですが、近年は見た目ではわからない分子レベルでの解析が進み、腫瘍の種類ごとに特徴的な遺伝子変異を見つけることが可能になってきました。〝見た目〟と〝性格〟、この両方を診て、より的確に分類されるようになってきたということです。

原発性脳腫瘍がこれほどまでに細かく分類されているのは、より適切な治療を施すためです。原発性脳腫瘍のタイプを知り、正しく理解するために、本章では代表的なものを取り上げて見てみることにしましょう。

原発性脳腫瘍は“部位”“見た目”“性格”で分類される

画像検査

CTやMRIなどで腫瘍のある部位や大きさを調べる

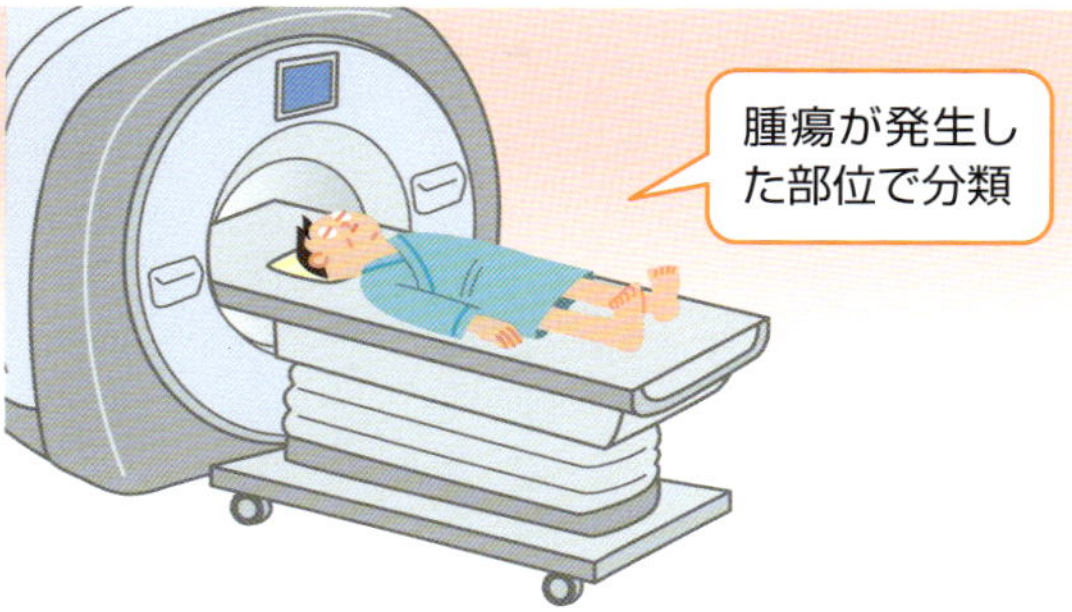
腫瘍が発生した部位で分類

↓

組織診断

手術あるいは生検で腫瘍の一部を採取し、顕微鏡で観察する

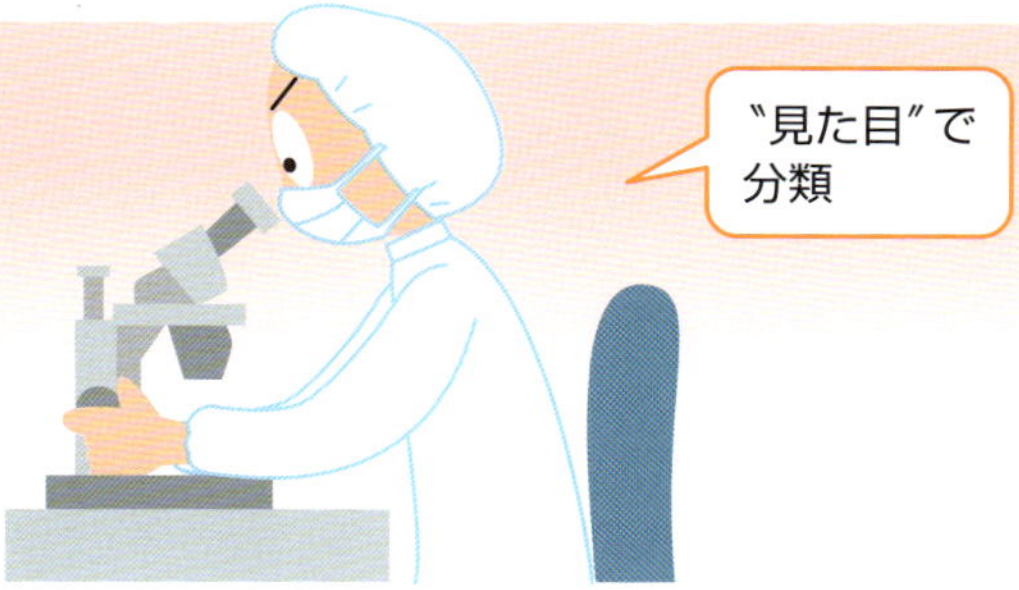
“見た目”で分類

↓

分子診断

手術あるいは生検で腫瘍の一部を採取し、遺伝子の変異などを調べる

“性格”で分類。近年は分子生物学的診断による分類が優先されつつある

↓

脳腫瘍のタイプ、治療方針の決定

治療を急がれる「神経膠腫」（グリオーマ）

神経膠腫はタイプによって予後はさまざま

「神経膠腫」は「グリオーマ」とも呼ばれ、原発性脳腫瘍の2〜3割を占める比較的頻度の高い脳腫瘍です。脳を構成する細胞には、大きく分けて「神経細胞」と「神経膠細胞（グリア細胞）」の2種類があります。ものを覚えたり、考えたりするときに主役となって働くのは神経細胞で、神経膠細胞は神経細胞に栄養を送るなど補助的な役割を担っています。神経膠腫は、この神経膠細胞に由来すると考えられています。

また、神経膠細胞にはいくつかの種類があり、神経膠腫はどの種類の細胞から発生したかによって、「星細胞系腫瘍」や「乏《ぼう》突《とっ》起《き》膠《こう》細胞系腫瘍」、「上衣細胞系腫瘍」などに大きく分類されます。

神経膠腫は、いずれも脳そのものにできる腫瘍です。浸潤といって、周囲の正常組織にじわじわと浸み込むように増殖する性質が強く、正常組織との境界もはっきりしません。つまり、神経膠腫は数ある脳腫瘍のなかでも悪性度が高く、正確な診断と適切な治療が急がれるタイプの脳腫瘍といえます。

ただ、神経膠腫といっても、細かく分けると何十種類もあり、なかには「毛様細胞性星細胞腫」のように良性（グレード1）とされるものもあります。しかし、神経膠腫のほとんどはグレード2以上の悪性脳腫瘍で、とくに「膠芽腫」はグレード4の極めて悪性の脳腫瘍です。同じ神経膠腫の仲間でも、治療法や予後は全く違ってきます。

「神経膠腫（グリオーマ）」と診断されたら、どのタイプなのかはもちろん、遺伝子変異の有無などをきちんと調べることが重要です。次項からは、おもな神経膠腫について、くわしく見ていきましょう。

神経膠腫には、さまざまな種類がある

神経膠細胞（グリア細胞）とは

記憶や思考の働きをするのが神経細胞。神経膠細胞は、
神経細胞に栄養を与えるなど、補助的な働きをする細胞

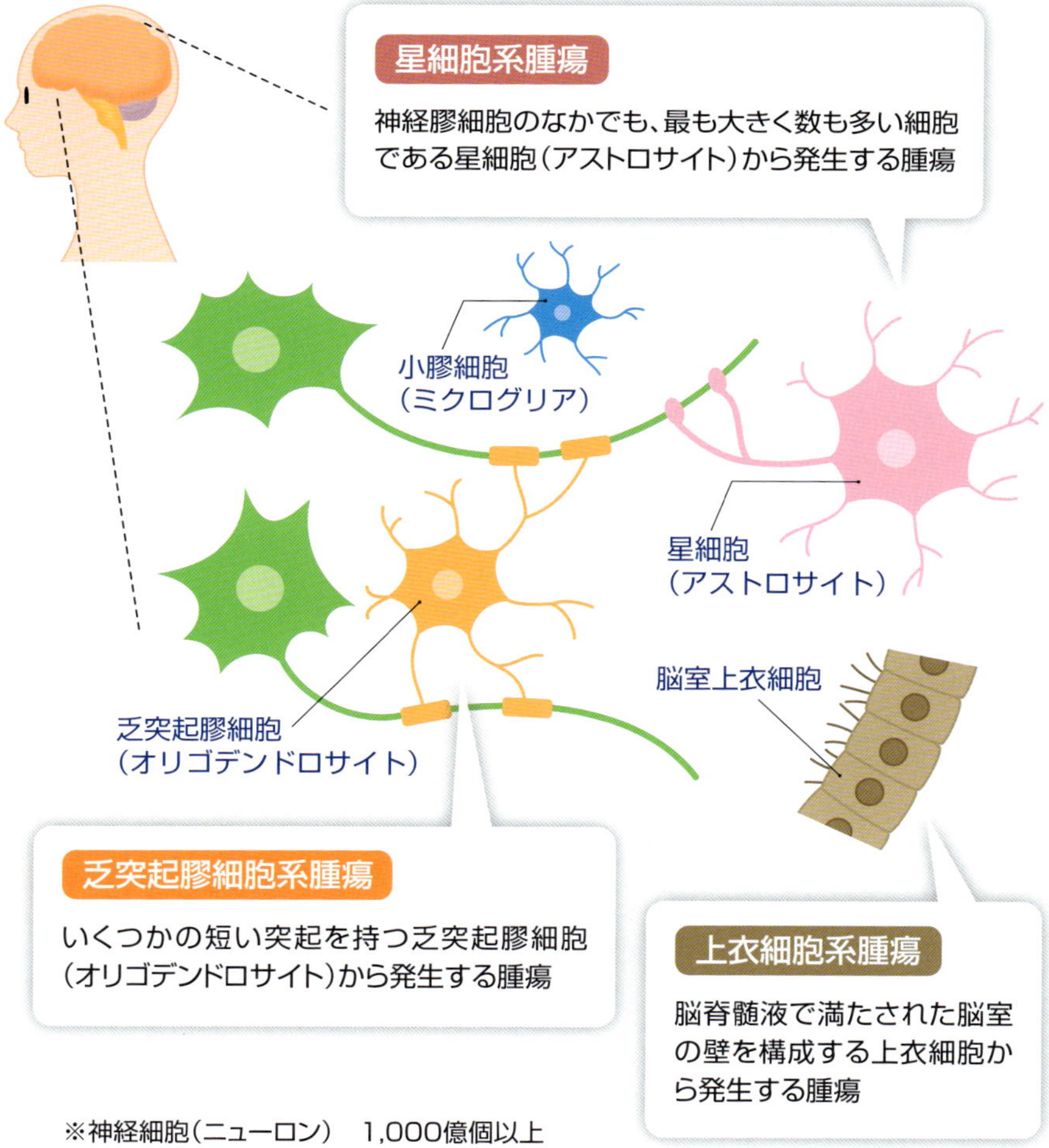
星細胞系腫瘍
神経膠細胞のなかでも、最も大きく数も多い細胞である星細胞（アストロサイト）から発生する腫瘍
小膠細胞（ミクログリア）
星細胞（アストロサイト）
脳室上衣細胞
乏突起膠細胞（オリゴデンドロサイト）
乏突起膠細胞系腫瘍
いくつかの短い突起を持つ乏突起膠細胞（オリゴデンドロサイト）から発生する腫瘍
上衣細胞系腫瘍
脳脊髄液で満たされた脳室の壁を構成する上衣細胞から発生する腫瘍

※神経細胞（ニューロン）　1,000億個以上
※神経膠細胞（グリア細胞）　1兆個以上

毛様細胞性星細胞腫

「毛様細胞性星細胞腫」は、その名の通り、毛のような細い突起を伸ばした星細胞から発生する腫瘍です。赤ちゃんや子ども、若い成人に多くみられ、約8割が20代までに発症しています。

最も発生しやすい部位は小脳で、そのほかにも大脳半球、視神経や視床下部、大脳基底核、脳幹、脊髄などにも発生することがあります。

症状は発生する部位や腫瘍の大きさによって異なりますが、大脳にできたものは、けいれん発作などで発症します。小脳では頭痛や嘔吐、ふらつき、視神経では視力障害、視床下部ではホルモンの異常、大脳基底核では手足の麻痺、脳幹ではものが2つに見える複視などといった症状が現れます。

毛様細胞性星細胞腫は、神経膠腫のなかでも星細胞系腫瘍に分類される腫瘍です。星細胞系腫瘍はほとんどが悪性脳腫瘍（グレード2～4）とされるなかで、この毛様細胞性星細胞腫は極めて悪性度の低い「良性脳腫瘍（グレード1）」です。増殖のスピードが遅く、周囲への浸潤も少ないので、手術で完全に取り除くことができれば治すことができます。

小脳や大脳の浅い部分にできたものは、手術で完全に取り除くことができます。完全摘出できたと判断された場合は、化学療法や放射線療法などは行わず、経過をみるのが一般的です。

一方で、視神経や視床下部、大脳基底核、脳幹などにできたものは、全てを取り除こうとすると、視力や認知機能、運動機能など、脳の重要な機能を損なう可能性があるため、完全摘出が難しくなります。その場合の治療選択肢としては、経過観察、化学療法、放射線療法などがあります。どの治療法を選択するのかは、患者さんの年齢や腫瘍の場所などを考慮して個々に判断されますが、放射線療法は、脳の機能を最大限に発達させるために、可能な限り遅らせる必要があります。

毛様細胞性星細胞腫は手術で治せる良性脳腫瘍

特徴

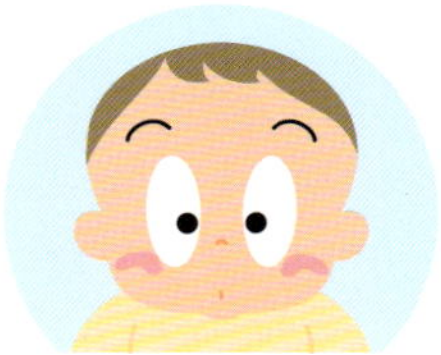

- 赤ちゃんや子ども、若年成人に多くみられる
- 約８割が20歳までに発症
- 小脳にできることが最も多い
- 大脳半球、視神経、視床下部、大脳基底核、脳幹などにできることもある
- 極めて良性（グレード１）とされる

症状

- 大脳……けいれん発作　など
- 小脳……頭痛、嘔吐、ふらつき　など
- 視神経……視力障害　など
- 視床下部……ホルモンの異常　など
- 大脳基底核……手足の麻痺　など
- 脳幹……ものが２つに見える　など

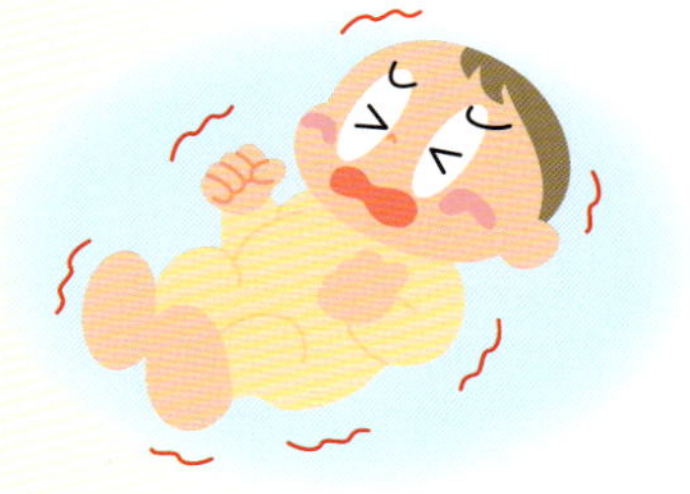

治療

- 手術で完全に摘出できれば治療は終了
- 手術で完全に取りきれない場合は、経過観察、化学療法、放射線療法などを考える

星細胞腫IDH変異型①

病変が広範囲に広がっているさまを「びまん性」といい、神経膠腫（グリオーマ）のなかでも最も多いのが「成人型びまん性膠腫」です。分子診断による最新の脳腫瘍分類（WHO脳腫瘍分類2021年）では、「IDH」という遺伝子の変異の有無をもとに、成人型びまん性膠腫を3つのタイプに分類しており、なかでも、IDH変異をともなうものを「星細胞腫IDH変異型」としています。

星細胞腫IDH変異型は、その悪性度によってさらに3つに分類されています。最も悪性度が低いものは「星細胞腫IDH変異型グレード2」で、旧分類（組織診断）による「びまん性星細胞腫」の大部分がこれに相当します。びまん性星細胞腫は若い成人に多くみられ、30~40代にピークがあります。多くは大脳に発生し、けいれん発作で発症することが多いのですが、行動異常や言語障害、人格の変化、軽度の麻痺など、ゆっくり進行する軽い症状で発症することもあります。

びまん性星細胞腫のなかでも、IDH変異をともなうものは星細胞腫IDH変異型グレード2とされ、手術で十分な摘出ができる可能性があるとされています。逆に、IDH遺伝子変異がないものは「IDH野生型」とされ、組織診断では良性の性格が疑われたびまん性星細胞腫でも予後は不良で、グレード4の膠芽腫（62頁）になります。

星細胞腫IDH変異型グレード2（びまん性星細胞腫）の治療は、可能であれば手術で完全摘出を目指しますが、麻痺や感覚障害、認知機能低下などの後遺症を残す可能性がある場合は無理をせず、取り残した腫瘍は経過観察とするのが一般的です。経過で腫瘍が増大するようであれば、放射線療法を行います。ただし、放射線療法が必要になる領域が広範囲にわたると、治療後にゆっくりとですが認知機能の低下がみられる場合があります。

星細胞腫ＩＤＨ変異型

特徴

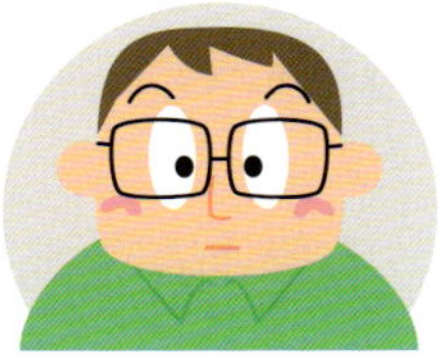

- 30～40歳くらいに多くみられる
- 多くは大脳に発生する
- 小脳にできることはほとんどない

症状

- けいれん発作
- 行動異常
- 言語障害
- 人格の変化
- 軽度の麻痺　など

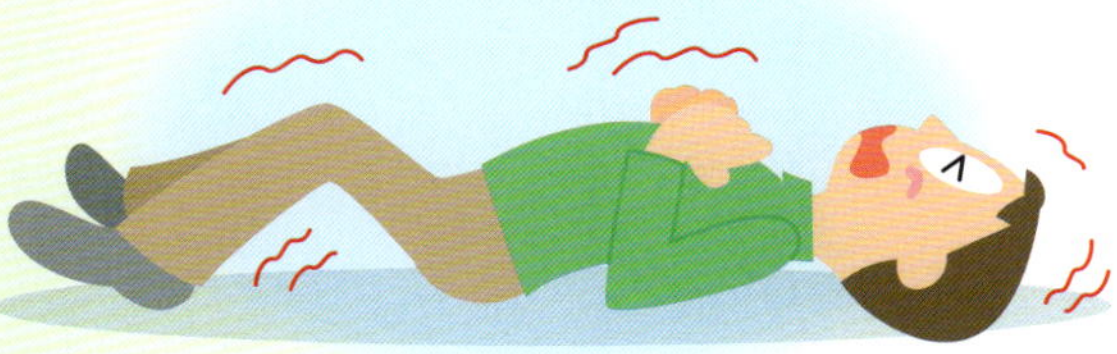

治療

- 可能であれば手術で完全摘出を目指す
- 麻痺や感覚障害、認知機能低下などの後遺症のリスクを冒してまで完全摘出を目指すべきではない
- 残存した腫瘍は経過をみる
- 残存した腫瘍が大きくなるようであれば放射線療法を行う
- 放射線療法に化学療法（テモゾロミド）を併用する場合もある
- 放射線療法を広範囲に行った場合、治療後に認知機能の低下がみられることがある

星細胞腫IDH変異型②

「星細胞腫IDH変異型グレード3」は、旧分類(組織診断)による「退形成性星細胞腫」に相当します。「退形成性」とは、細胞の機能や形態が失われ、胎生期に戻ったかのように変化した状態をいいます。これは細胞が未分化であることを意味し、腫瘍における未分化細胞は、腫瘍が急速に成長していることを示しています。つまり、退形成の程度が強いほど、腫瘍の悪性度は高くなるということです。

退形成性星細胞腫でも、IDH遺伝子に変異があるかどうかが重要になります。IDH変異があれば、星細胞腫IDH変異型グレード3ですが、変異のないIDH野生型はグレード4の膠芽腫(62頁)となります。なお、星細胞腫でIDH変異があっても、見た目(組織像)が膠芽腫のものや、CDKN2A/Bと呼ばれる遺伝子(がん抑制遺伝子)に欠失がある場合などは極めて予後が悪く、「星細胞腫IDH変異型グレード4」とされます。

星細胞腫IDH変異型グレード3は、大人にも子どもにもみられます。好発部位は大脳ですが、ときに小脳や脳幹などに発生することがあります。大脳に発生した場合は頭蓋内圧亢進症状のほか、筋力低下やけいれん発作、行動異常、子どもでは頭囲拡大や発達の遅れなどがみられることもあります。小脳ではふらつきや歩行困難、脳幹では眼球運動異常などの脳神経症状がみられます。

星細胞腫IDH変異型グレード3の治療は、可能な限り手術で摘出しますが、グレード3の場合、完全に摘出することはできません。術後は放射線療法と、「テモゾロミド」という抗がん薬を用いる化学療法を併用するのが一般的です。ただし、長期生存が見込める場合は、放射線療法の強度や線量をなるべく落とすよう考慮することも重要です。

星細胞腫IDH変異型グレード4の治療については、基本的に膠芽腫と同様に扱われます。

星細胞腫ＩＤＨ変異型グレード３

特徴

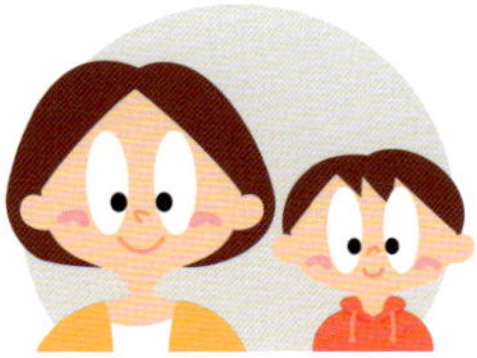

- 大人にも子どもにもみられる
- 大脳に多く発生するが、小脳や脳幹などに発生することもある
- 星細胞腫IDH変異型のなかでは２番目に悪性度が高く、グレード３に分類される

症状

- 大脳……頭痛、吐き気、嘔吐、けいれん発作、筋力低下、行動異常、頭囲拡大、発達の遅れ　など
- 小脳……ふらつき、歩行困難　など
- 脳幹……眼球運動異常、顔面神経麻痺　など

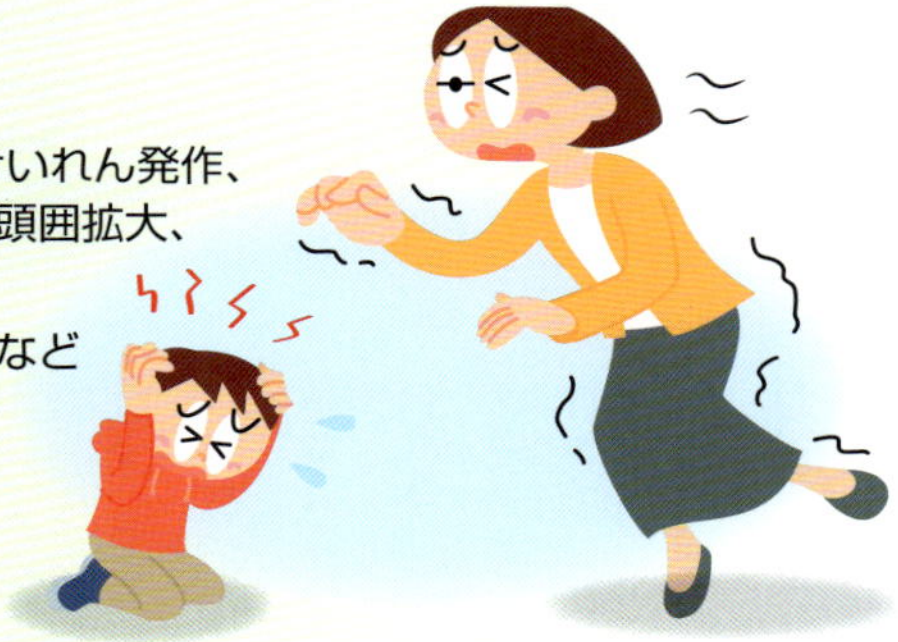

治療

- 可能な限り手術で摘出する
- 完全に摘出することはできない
- 術後は放射線療法と、「テモゾロミド」という抗がん薬を用いる化学療法を併用するのが一般的
- 放射線療法を広範囲に行った場合、治療後に認知機能の低下がみられることがある
- 長期生存が見込める場合は、放射線療法の強度や線量をなるべく落とすよう考慮することも重要

乏突起膠腫①

「乏《ぼう》突《とっ》起《き》膠腫」は、グリア細胞の1つである「乏突起膠細胞」と呼ばれる細胞から発生する腫瘍です。成人型びまん性膠腫の1つでもありますが、乏突起膠腫の診断には、分子診断で「ＩＤＨ遺伝子変異」と、「第1染色体短腕と第19染色体長腕の欠失」を調べることが重要になります。これらの変異と欠失のあることが確認されると、乏突起膠腫という診断名がつきます。

乏突起膠腫は先に紹介した星細胞腫とは類縁関係にありますが、星細胞腫よりも予後のよい腫瘍でもあります。組織診断では、乏突起膠腫と星細胞腫の性質を併せもつタイプのものがみられる場合もありますが、星細胞成分が少ないほど悪性度は低いと考えられています。

また、乏突起膠腫は悪性度の低いグレード2と、悪性度の高いグレード3に大きく分けられ、「乏突起膠腫グレード2」は、ほとんどが成人の大脳に発生し、30歳～60歳代にピークがあります。ただし、小脳や脳幹での発生や小児での発生もまれにあります。大脳に発生した場合に最もよくみられる症状は、けいれん発作です。多くがけいれん発作で発症します。また、視野障害、半身の麻痺や感覚障害、認知機能低下などがゆっくり現れることがあります。乏突起膠腫グレード2はゆっくり増殖するタイプの腫瘍なので、これらの神経症状が急激に悪化することは少ないようです。

乏突起膠腫グレード2は、手術で腫瘍を完全に摘出できれば、治すことができます。そのため、まずは手術で腫瘍をできる限り摘出します。手術でほぼ摘出できれば、追加治療を行わずに経過観察とします。取り残しが多い場合は放射線療法と、テモゾロミドを用いる化学療法を併用するのが一般的です。乏突起膠腫グレード2は、放射線療法や化学療法に対する反応性がよく、予後も良いとされています。

星細胞系腫瘍よりも治る可能性が高く、抗がん薬が効きやすい

特徴

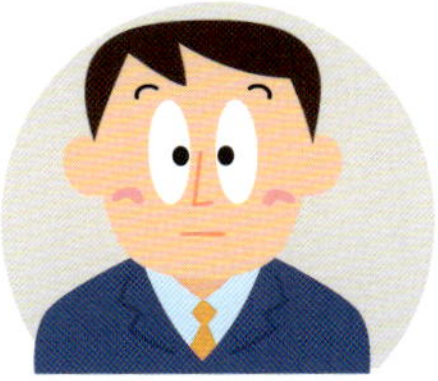

- 分子診断で、IDH遺伝子変異と、第１染色体短腕と第19染色体長腕の欠失がある
- ほとんどが大人の大脳に発生する
- まれに小脳や脳幹、小児に発生することもある
- 同じグレードの星細胞腫よりも、予後が良い
- 星細胞腫の性質を併せもつタイプもある
- 放射線療法や化学療法に対する反応性がよく、予後も良い

症状

- けいれん発作
- 視野障害
- 半身の麻痺や感覚障害
- 認知機能低下　など

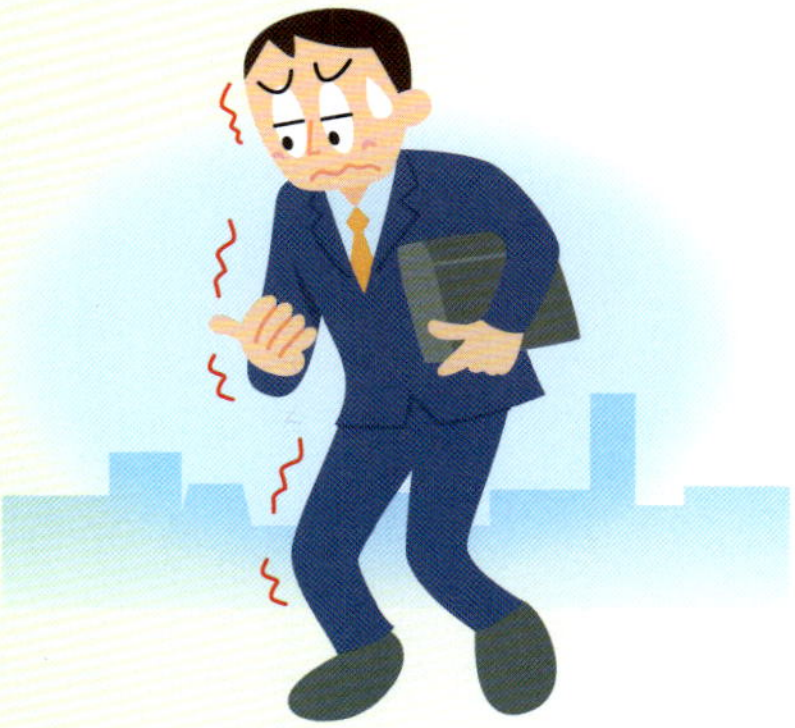

治療

- 可能であれば、手術で完全摘出を目指す
- 取り残しが多い場合は、術後に放射線療法と化学療法（テモゾロミド）を併用するのが一般的
- 放射線療法を広範囲に行った場合、治療後に認知機能の低下がみられることがある

乏突起膠腫②

「乏突起膠腫グレード3」は、旧分類（組織診断）による「退形成性乏突起膠腫」に相当します。悪性度はグレード3に分類され、先に紹介した星細胞腫IDH変異型グレード3（旧・退形成性星細胞腫）と同様、退形成の程度が強いほど、腫瘍の悪性度も高くなります。

乏突起膠腫グレード3は中高年層に多い傾向があります。そのほとんどが大脳に発生し、発生する部位によって頭痛、半身の麻痺や感覚障害、言語障害、人格の変化、視野の障害などがみられます。また、発生部位に関わらず、けいれん発作が起こることがあります。

グレード2の乏突起膠腫は数年かけてゆっくり大きくなるものもありますが、乏突起膠腫グレード3は数週間のうちに急激に増大することがあります。浸潤性が強く、脳に浸み込むように広がるので、腫瘍が大きくなると摘出が難しくなります。治療を急がれる脳腫瘍の1つといえます。

乏突起膠腫グレード3の治療は、まずは手術でできるだけ多く摘出することを目指します。しかし、完全に摘出するのは難しいため、無理はせず、残存腫瘍には放射線療法とテモゾロミドを用いる化学療法を併用します。IDH遺伝子変異と、第1染色体短腕・第19染色体長腕の欠失がある乏突起膠腫は、手術で腫瘍を取り切れなくても、放射線療法や化学療法で腫瘍がいったん消失したり、小さくなることが少なくありません。

ただ、放射線療法は、強度や照射する範囲によっては認知機能が低下する可能性がありますが、認知機能低下を避けるために化学療法単独で治療しようとすると、かなりの頻度で再発するとされています。術後は化学療法だけで治癒させることは難しいということを正しく理解し、放射線療法をうまく組み合わせて行うことが重要です。

取り切れなかった腫瘍には、放射線療法と化学療法が有効

特徴

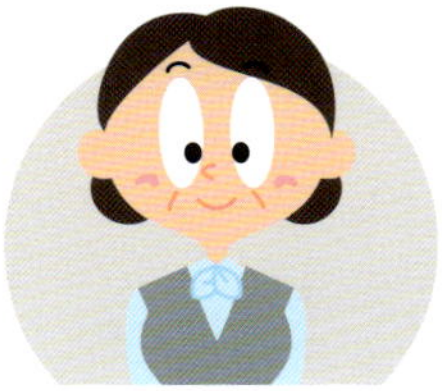

- 分子診断で、IDH遺伝子変異と、第１染色体短腕と第19染色体長腕の欠失がある
- 中高年層に多い傾向がある
- ほとんどが大脳に発生する
- 星細胞腫の性質を併せもつタイプもある
- 数週間のうちに急激に増大することがある
- 浸潤性が強く、腫瘍が大きくなると摘出が難しくなる

症状

- 頭痛
- 半身の麻痺や感覚障害
- 言語障害
- 人格の変化
- 視野の障害
- けいれん発作　など

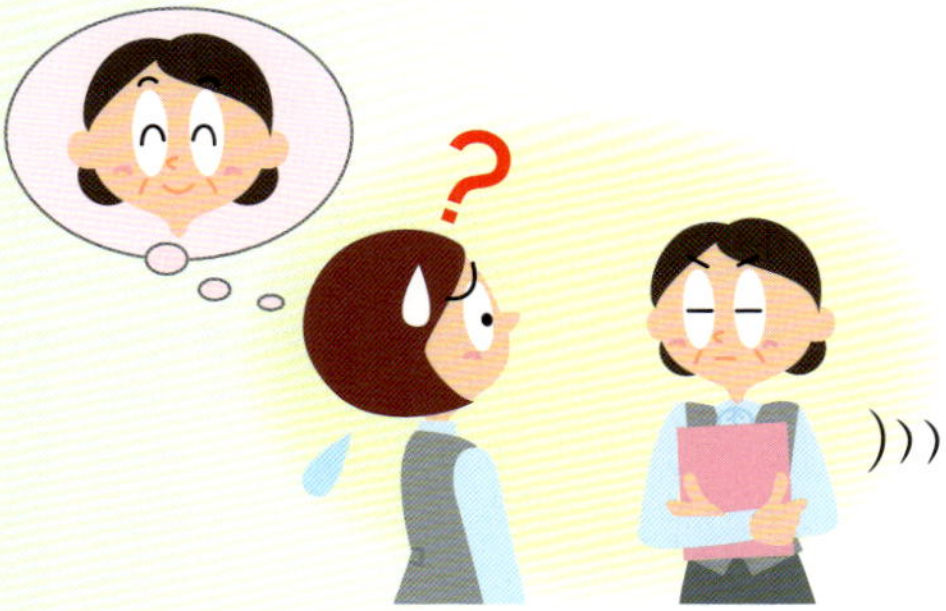

治療

- 手術でできるだけ多く摘出することを目指す
- 残存腫瘍には放射線療法とテモゾロミドを用いる化学療法を併用
- 手術で腫瘍を取り切れなくても、放射線療法や化学療法で腫瘍がいったん消失したり、小さくなることもある
- 放射線療法を広範囲に行った場合、治療後に認知機能の低下がみられることがある

膠芽腫

「膠芽腫」は成人型びまん性膠腫の1つで、グレード4に分類される極めて悪性度の高い腫瘍です。成人の神経膠腫の中では、最も頻度が高く、その頻度は高齢になるほど増していきます。IDH遺伝子は変異のない「野生型」で、見た目（組織像）で膠芽腫の像を成していなくても、成人型びまん性膠腫で「IDH野生型」のものは、この膠芽腫と同じ、すなわちグレード4として扱われます。

膠芽腫は、浸潤性が強く、周囲の脳に浸み込むようにして広がります。増殖のスピードが非常に早いので、画像検査で見つかってから2週間ほどで倍の大きさになってしまうこともあります。

おもな症状には頭痛や吐き気、嘔吐のほか、けいれん発作や言語障害、運動障害、視覚障害、人格の変化、認知機能低下などがあり、早いものでは週単位で悪化していきます。

治療は、症状を悪化させないよう手術で可能な限り摘出します。進行の早い腫瘍なので、まずはここを急がなければなりません。術後は放射線療法とテモゾロミドを用いる化学療法を併用して行い、放射線療法終了後も化学療法を続けます。そもそも摘出が難しい場合には、はじめから放射線療法と化学療法の併用で腫瘍に挑むことになります。ただし、十分な効果を得るのは難しいとされています。

また、膠芽腫の治療では「交流電場療法」（132頁）といって、弱い交流電場を使って腫瘍細胞の増殖を抑える特殊な装置を用いる場合もあります。

膠芽腫を発症すると、平均余命は15カ月程度といわれます。膠芽腫は高齢者に多い悪性脳腫瘍で、高齢者の膠芽腫の平均余命は若い患者さんよりもさらに短くなります。そのため、高齢の患者さんの場合は、開頭手術は行わないなど、負担の大きい治療は無理に行わないという選択肢もあります。また、減量放射線治療を検討する場合もあります。

悪性度がいちばん高い膠芽腫は、とくに治療が急がれる

特徴

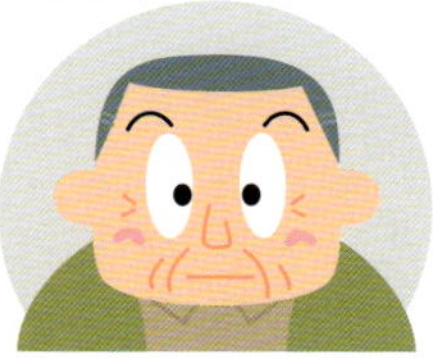

- 成人の神経膠腫のなかでは最も頻度が高い
- 高齢者に多くみられる
- 増殖のスピードが非常に早く、週単位で腫瘍が増大したり、症状が悪化したりすることもある

症状

- 頭痛や吐き気、嘔吐
- けいれん発作
- 言語障害
- 運動障害
- 視覚障害
- 人格の変化
- 認知機能低下　など

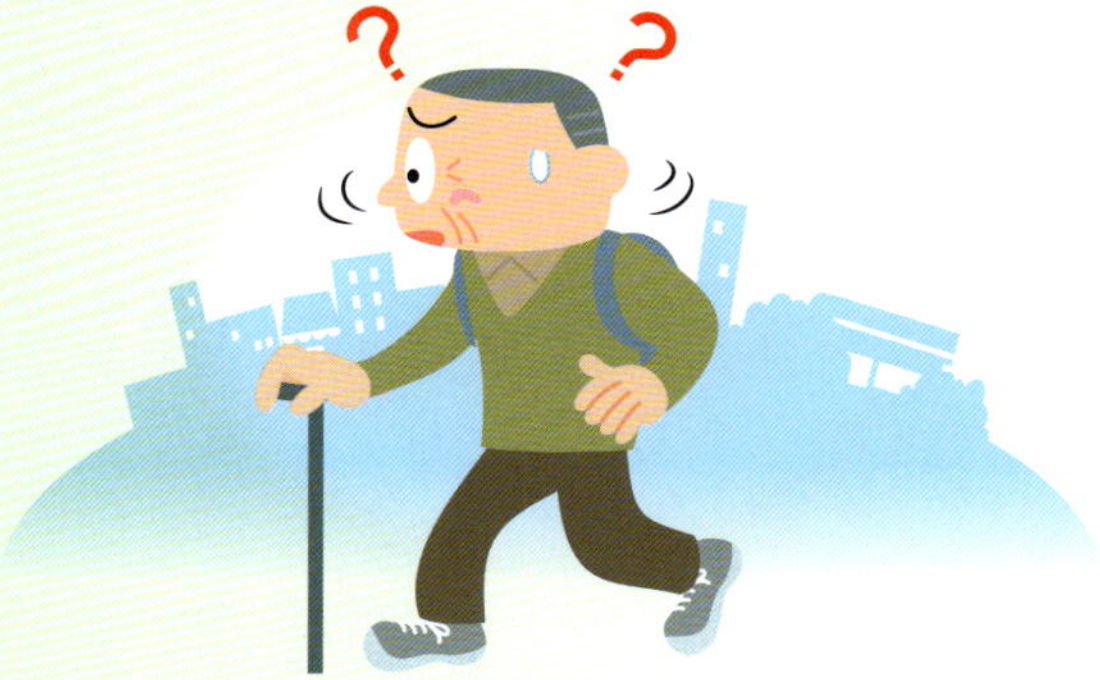

治療

- 手術で可能な限り摘出する
- 術後は放射線療法とテモゾロミドを用いる化学療法を併用して行う
- 放射線療法終了後も化学療法を続ける
- 高齢の患者さんなどは、はじめから心身への負担の大きい治療は行わず、減量放射線治療などの選択肢もある

脳で発生するリンパ腫「中枢神経系原発悪性リンパ腫」

脳以外のところに病変がなければ…。

悪性リンパ腫とは、血液中のリンパ球という細胞ががん化する病気です。頭蓋内にできる悪性リンパ腫には、頭蓋内で生じた原発性のものと、全身から転移してきた転移性のものがあり、前者を「中枢神経系原発悪性リンパ腫」といいます。中枢神経系原発悪性リンパ腫は、50歳~70歳くらいの中高年に多くみられ、近年増加傾向にあります。

脳や脊髄、眼球など中枢神経系のどこにでも発生しますが、多くは大脳の前頭葉や側頭葉、脳脊髄液がたまる脳室の周辺などに発生します。症状は発生する部位によりますが、頭痛や嘔吐などの頭蓋内圧亢進症状のほか、片側の麻痺や感覚障害、言語障害、人格の変化、認知機能低下、視野障害、けいれん発作などがあります。また、「眼内リンパ腫」の合併がしばしばみられ、片方の目の視力が急に低下する「ぶどう膜炎」が前駆症状となることもあります。

中枢神経系原発悪性リンパ腫は、極めて悪性のグレード4です。数日から週単位で進行するものが多く、1日でも早く治療を開始しなければなりません。転移性でないことを確認するために全身を調べて、脳以外のところに病変がなければ、中枢神経系原発悪性リンパ腫として治療を開始します。

中枢神経系原発悪性リンパ腫の場合、手術で摘出することはあまり意味がなく、手術はあくまでも診断のために組織をほんの少し採取する生検術になります。治療の中心となるのは、化学療法と放射線療法です。「メトトレキサート」という抗がん薬を大量に投与する療法や、放射線の全脳照射などが効果を上げていますが、副作用、患者さんの年齢や状態などを考慮して治療法を選択することが重要です。

手術ではなく、化学療法と放射線療法で立ち向かう

特徴

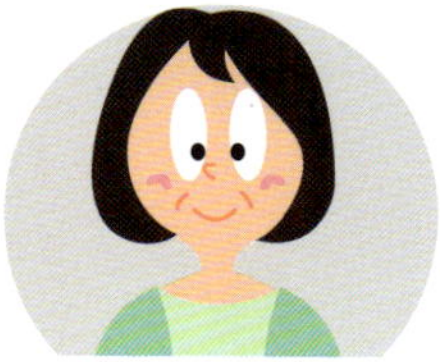

- 中高年に多くみられ、近年は増加傾向にある
- 多くは大脳の前頭葉や側頭葉、脳室の周辺などに発生する
- 「眼内リンパ腫」の合併がしばしばみられる
- 極めて悪性度が高く、数日から週単位で進行するものが多い

症状

- 頭痛や嘔吐などの頭蓋内圧亢進症状
- 片側の麻痺や感覚障害
- 言語障害
- 人格の変化
- 認知機能低下
- 視野障害
- けいれん発作　など
- 片方の目の視力が急に低下する「ぶどう膜炎」が前駆症状となることもある

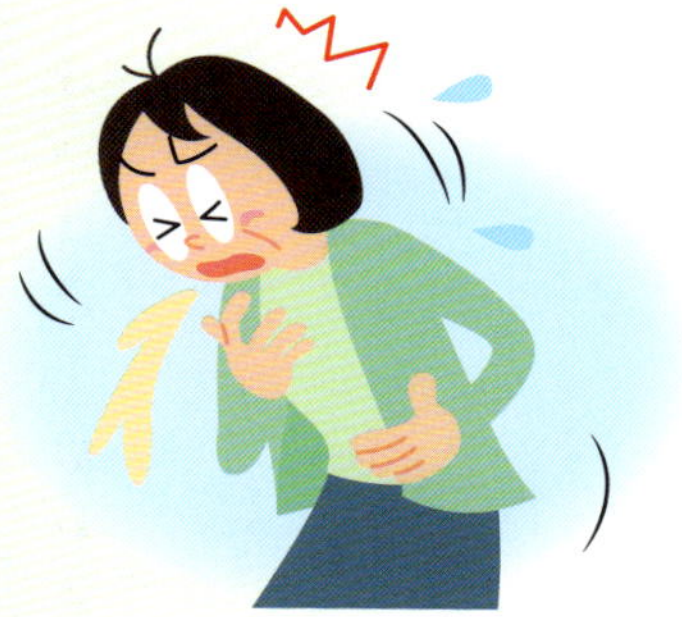

治療

- 手術で摘出することはあまり意味がない
- 手術はあくまでも診断のために組織をほんの少し採取する生検術
- 化学療法と放射線療法が中心となる
- 「メトトレキサート」という抗がん薬を大量に投与する化学療法や、放射線の全脳照射と局所照射を組み合わせる放射線療法などが効果をあげている
- 「リツキシマブ」などの抗がん薬を用いる場合もある
- 放射線療法を広範囲に行った場合、治療後に認知機能の低下がみられることがある
- 抗がん薬の副作用、放射線療法の後遺症、患者さんの年齢や状態などを考慮して治療法を選択することが重要

脳腫瘍で最も多いのが「髄膜腫」

頭蓋骨の内側の髄膜に発生する

「髄膜腫」は、脳の表面をおおっている膜から発生する腫瘍です。原発性脳腫瘍のなかでは最も頻度が高く、中年以降の女性に多くみられます。

髄膜腫は、基本的に良性（グレード1）です。増殖のスピードはとてもゆっくりで、正常組織との境界もはっきりしています。手術で完全に摘出できれば、完治します。ただし、ごくまれに悪性のものが存在します。「非定型髄膜腫」（グレード2）、「退形成性髄膜腫」（グレード3）といい、再発をくり返したり、命を落とすケースがあるので注意が必要です。

髄膜腫は脳の外側から脳や神経を圧迫するので、腫瘍が大きくなると頭痛や嘔吐、運動麻痺、ふらつき、認知機能低下、けいれん発作などを起こすことがあります。腫瘍が小さくても、脳神経を圧迫するとものが見えづらい、ものが二重に見える、顔面のしびれや痛み、片側の耳が聞こえないなどといった症状が現れます。一方で、髄膜腫はゆっくり大きくなるので、無症状であることも多く、脳ドックなどで偶然発見されるケースも少なくありません。

髄膜腫は、見つかった時点で症状がなく、それよりも大きくならなければ、日常生活に支障をきたすことはほとんどありません。特定の部位をのぞいて、偶然見つかった無症状の髄膜腫は、定期的に経過をみていくことが多く、いきなり手術などは行いません。症状がある場合は、手術で腫瘍を摘出します。完全に摘出できれば治りますし、再発の心配もありません。取り残しがある場合は、追加治療を考えます。髄膜腫には、抗がん薬は効きませんが、放射線療法は有効な場合があります。

多くは手術で完治、治療せずに経過をみる場合も

特徴

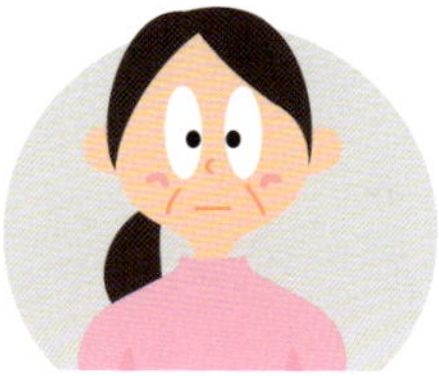

- 原発性脳腫瘍のなかでは最も頻度が高い
- 中年以降の女性に多くみられる
- 基本的には極めて良性（グレード1）
- まれにグレード2の「非定型髄膜腫」や、グレード3の「退形成性髄膜腫」があるので注意が必要
- 無症状で偶然発見されたものは、とくに治療せず、経過観察とすることもある

症状

- 頭痛や嘔吐
- 運動麻痺
- ふらつき
- 認知機能低下
- けいれん発作
- 視力・視野障害
- 複視
- 顔面のしびれや痛み
- 片側の聴力低下　など

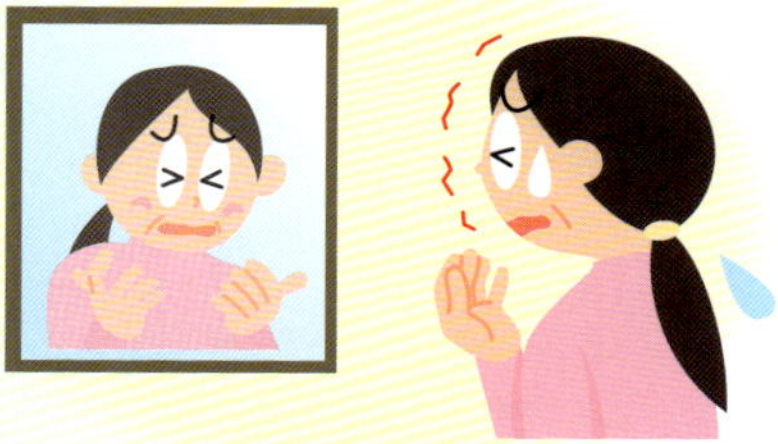

治療

- 手術で完全摘出を目指す
- 取り残した腫瘍については、腫瘍の状態によって経過観察とするか、追加で治療を行うかを判断する
- 追加治療としては、抗がん薬は効かないので、再手術や放射線療法を考える
- 放射線療法は後遺症などのリスクも高いので、慎重に判断する

ホルモン分泌に影響する「下垂体神経内分泌腫瘍」

腫瘍が下垂体や神経を圧迫する

「下垂体神経内分泌腫瘍」とは、ホルモンを分泌する下垂体という組織から発生する腫瘍です。下垂体から分泌されるホルモンには、プロラクチン（乳汁分泌ホルモン）、成長ホルモン、副腎皮質刺激ホルモンなどがあり、これらのホルモンを過剰に分泌する「機能性腺腫（ホルモン産生腺腫）」と、ホルモンを分泌しない「非機能性腺腫（ホルモン非分泌性腺腫）」に分けられます。

機能性腺腫は、過剰に分泌されるホルモンの種類によって症状が異なります。たとえば、プロラクチンが過剰になると、女性では月経不順や無月経、乳汁分泌が、男性では性欲低下や女性化乳房などがみられます。また、成長ホルモンが過剰になると、先端肥大症（末端肥大症）といって、鼻が大きくなったり、顎が突き出てくるなどして顔つきが変化したり、高血圧や糖尿病などを併発したりします。

一方、非機能性腺腫の多くは無症状ですが、腫瘍が大きくなると、圧迫による症状が出てきます。典型的なのは、両眼とも耳側の半分だけ視野が欠ける「両耳側半盲」で、下垂体のすぐ上にある視神経が圧迫されることで起こります。

下垂体神経内分泌腫瘍はほとんどが良性なので、無症状の小さな腫瘍は治療せず、定期的に経過をみていくことになります。治療が必要になるのは機能性腺腫と、非機能性腺腫では視力・視野障害を起こしているものや、明らかに増大する傾向があるものです。治療は手術で腫瘍を完全摘出するのが基本ですが、薬物療法が第一選択となる場合もあります。腫瘍のタイプや大きさ、症状などによって適切な治療法を選択します。

「機能性腺腫」と「非機能性腺腫」の２つのタイプがある

1 機能性腺腫

- ホルモンを過剰に分泌する
- 過剰に分泌されるホルモンによって症状や治療法が異なる

プロラクチン産生腺腫（プロラクチノーマ）

- 女性では月経不順や無月経、不妊、乳汁分泌などの症状が出る
- 男性では無症状、あるいは性欲低下、女性化乳房、乳汁分泌、腫瘍増大など
- 薬物療法を先行させる

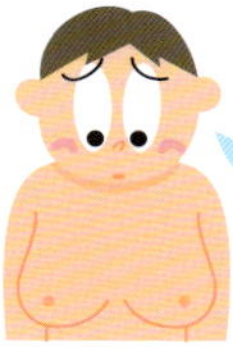

成長ホルモン産生腺腫（先端肥大症）

- 鼻や唇、舌、耳たぶなどが大きくなる、顎が突き出す、手足が大きくなる
- 糖尿病や高血圧、脂質異常症などを併発する
- 治療は、手術による完全摘出が第一選択となる
- 手術や薬物療法で効果が得られない場合は、放射線療法も

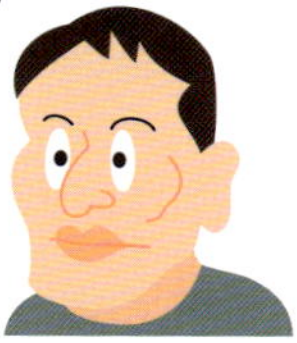

副腎皮質刺激ホルモン産生腺腫（クッシング病）

- 症状は体幹部や顔が丸くなる、ニキビやシミが増える、多毛など
- 糖尿病や高血圧、骨粗鬆症、心筋梗塞や不整脈などを起こしやすくなる
- 治療は、手術による完全摘出が第一選択となる

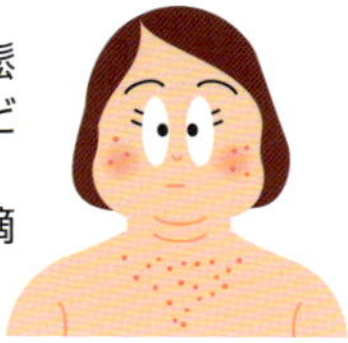

2 非機能性腺腫

- 多くは無症状
- 腫瘍が大きくなると、「両耳側半盲」などで視力や視野が障害される
- 小さな腫瘍で症状もなければ、治療せずに経過観察とする
- 視力・視野障害や、腫瘍増大傾向がある場合は、手術で腫瘍を摘出する

なぜ両耳側半盲になるのか？

下垂体のすぐ上には、視神経が交叉する「視交叉部」がある。視交叉部では両眼の耳側を見る視神経が交叉しているため、視交叉部が腫瘍によって圧迫され、障害されると両耳側半盲になる

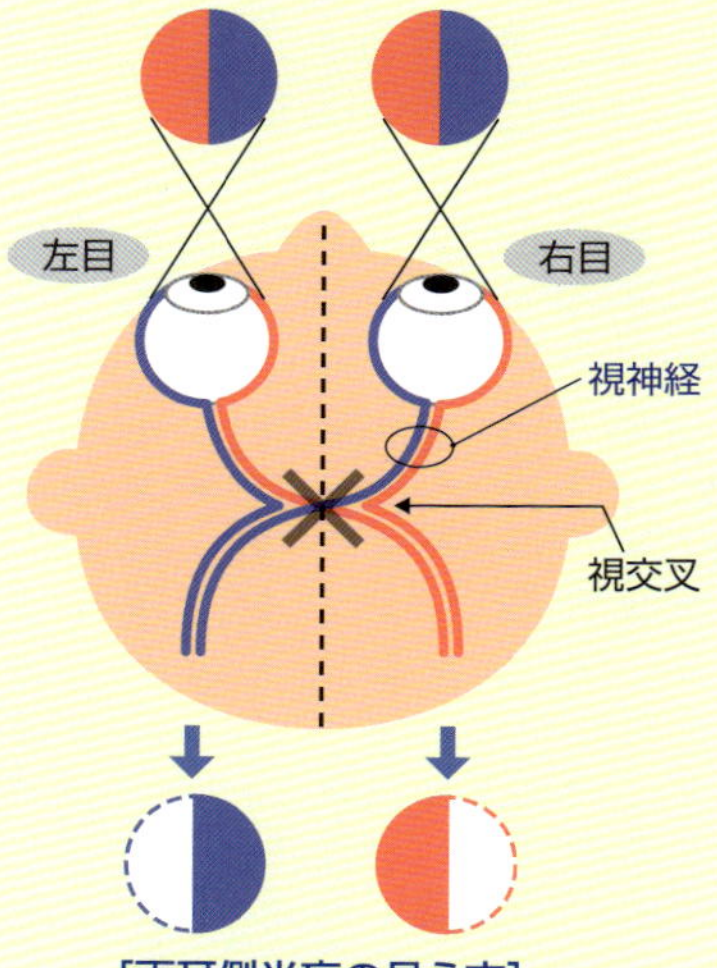

［両耳側半盲の見え方］

下垂体は鼻の奥に位置する小さな組織なので、手術のほとんどは、内視鏡や顕微鏡を用いて鼻の穴から腫瘍を摘出する「内視鏡下経鼻的腫瘍摘出術」（110頁）で行われる

神経を取り巻く鞘《さや》に発生する「神経鞘腫」

脳神経に影響を及ぼす

神経には、脳と脊髄からなる中枢神経と、そこから出て身体へ分布する末梢神経があります。「神経鞘《しょう》」とは、末梢神経を包んで保護している鞘（さや）のことで、この神経鞘に発生する腫瘍を「神経鞘腫」といいます。原発性脳腫瘍の10％近くを占め、20歳～50歳代の成人に多くみられます。

頭蓋内では12対ある脳神経に発生しますが、最も多いのは聴神経にできる「聴神経腫瘍」です。聴神経には、音を聞く蝸牛《かぎゅう》神経と体のバランスをとる前《ぜん》庭《てい》神経があり、神経鞘腫は前庭神経から発生するため、「前庭神経鞘腫」とも呼ばれています。神経鞘腫の90％以上が聴神経腫瘍といわれ、耳鳴りや難聴、めまいなどが現れます。

次いで多いのは、「三叉神経鞘腫」です。三叉神経は顔の感覚（痛覚、触覚、冷熱感）を脳に伝える神経で、三叉神経鞘腫では顔の痛みやしびれが起こります。

そのほかには、「顔面神経鞘腫」「舌下神経鞘腫」などがあります。また、舌咽神経、迷走神経、副神経の３つは、頭蓋底の頸動脈孔という同じ孔に入るため、これらにできる神経鞘腫はまとめて「頸動脈孔神経鞘腫」と呼ばれることもあります。

神経鞘腫は良性（グレード１）の腫瘍です。治療の選択肢は経過観察、手術による摘出、放射線療法の３つがあり、腫瘍の大きさや患者さんの年齢、症状などを考慮して選択します。手術は全摘できれば完治しますが、神経が障害されると後遺症を残すなどのリスクもあります。神経鞘腫の場合、神経機能を悪化させない範囲で、安全に最大限の摘出を行うことが重要になります。

神経が障害されると後遺症を残すことも…

特徴

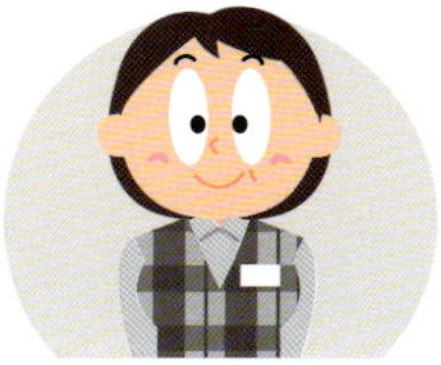

- 末梢神経を包んで保護している神経鞘に発生する
- 頭蓋内では、12対ある脳神経に発生する
- 原発性脳腫瘍の約10%を占める
- 20歳～50歳代の成人に多く、女性は男性の1.5倍
- 神経鞘腫のほとんどは「聴神経腫瘍（前庭神経鞘腫、聴神経鞘腫とも呼ばれる）」で、次いで「三叉神経鞘腫」が多い
- 「動眼神経鞘腫」「顔面神経鞘腫」「舌下神経鞘腫」などもあり、「舌咽神経鞘腫」「迷走神経鞘腫」「副神経鞘腫」の3つは「頸動脈孔神経鞘腫」と呼ばれる

症状

- 聴神経腫瘍……耳鳴り、難聴、ふらつき　など
- 三叉神経鞘腫……顔面の痛みやしびれ、顔面の感覚低下　など

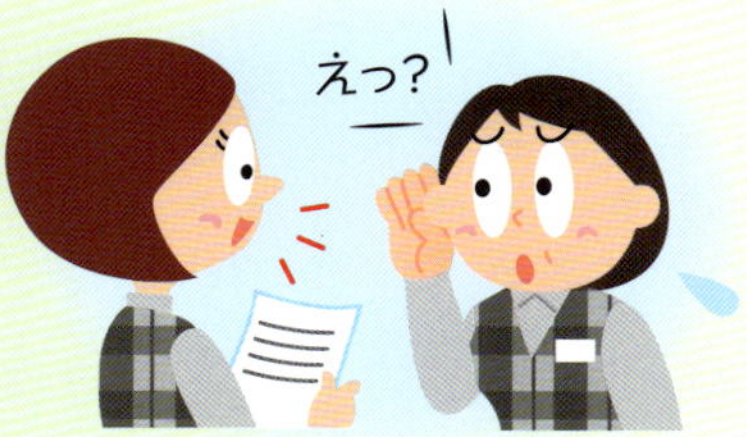
えっ？

[大脳を底面から見たもの]

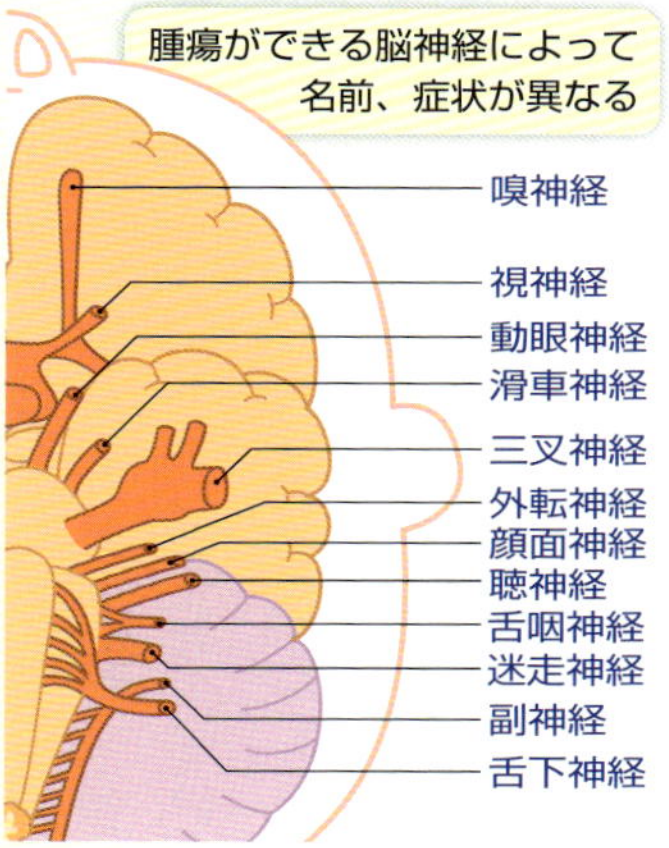
腫瘍ができる脳神経によって
名前、症状が異なる
嗅神経
視神経
動眼神経
滑車神経
三叉神経
外転神経
顔面神経
聴神経
舌咽神経
迷走神経
副神経
舌下神経

治療

- 治療の選択肢は経過観察、手術、放射線療法の3つ
- 無症状の小さな腫瘍（1cmくらいまで）であれば、経過観察とすることが多い
- 手術で完全に摘出できれば完治することができる
- 手術は神経機能を悪化させない範囲で、安全に最大限の摘出を行うことが重要
- 小さな腫瘍は、放射線療法で腫瘍の成長を抑えたり、縮小させたりすることも可能

小児に多く見られる脳腫瘍

良性だが早期治療が求められる「頭蓋咽頭腫」

下垂体は、胎児期に「頭蓋咽頭管」という組織からつくられ、通常は下垂体がつくられると頭蓋咽頭管は縮小してほとんどなくなってしまいます。しかし、本来なくなるはずの頭蓋咽頭管の一部が頭蓋内に残ることがあります。「頭蓋咽頭腫」とは、この残った頭蓋咽頭管が腫瘍化したものです。

頭蓋咽頭腫は全年齢に発生しますが、中学生以下の小児期と40歳～60歳代に発生のピークがみられます。脳腫瘍全体でみると、成人にはまれな腫瘍ですが、小児脳腫瘍では4番目に多く、5～10％を占めるとされています。

おもな症状は、両耳側半盲、水頭症による頭痛や吐き気、嘔吐、歩行障害などのほか、全身の倦怠感、尿がたくさん出る尿崩症、子どもでは低身長など、大人では月経不順や無月経、性欲低下などもみられます。腫瘍が大きくなると、低体温や意識障害、認知症のような症状がみられることもあります。なかでも注意しなければならないのは、子どもの視力障害です。子どもの場合、親が気づかないうちに高度の視力障害に陥ることがあります。とくに乳児は、瞳孔が光に反射しないところまで進行すると、両眼の視力を失うこともあります。

頭蓋咽頭腫は良性の腫瘍ですが、早期の発見・治療が求められます。治療は、基本的には手術で全摘出を目指しますが、腫瘍の近くには下垂体や視床下部など重要な組織があるため、全摘出は難しい場合があります。残った腫瘍に対しては放射線療法や分子標的薬治療を行いますが、小児の場合は知能や精神の発達遅延などのリスクが高くなるので、治療法については主治医の話をよく聞くことが大切です。

組織学的には良性だが、治療は難しい場合が多い

特徴

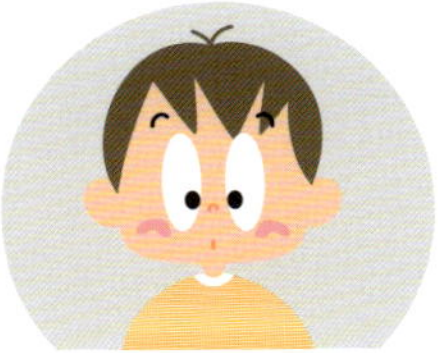

- 全年齢に発生するが、中学生以下の小児期と40歳～60歳代にピークがある
- 成人にはまれな脳腫瘍だか、小児の脳腫瘍では４番目に多い
- 治療が遅れると視力障害などが戻らない場合がある
- 良性（グレード１）だが、早期発見・早期治療が重要

症状

- 両耳側半盲
- 水頭症（頭痛、吐き気、嘔吐、歩行障害など）
- 全身の倦怠感、元気がなくなる
- 水を大量に飲み、尿が大量にでる尿崩症
- 子どもでは低身長など、成人では月経不順や無月経、性欲低下など
- 低体温
- 認知機能低下
- 意識障害　など

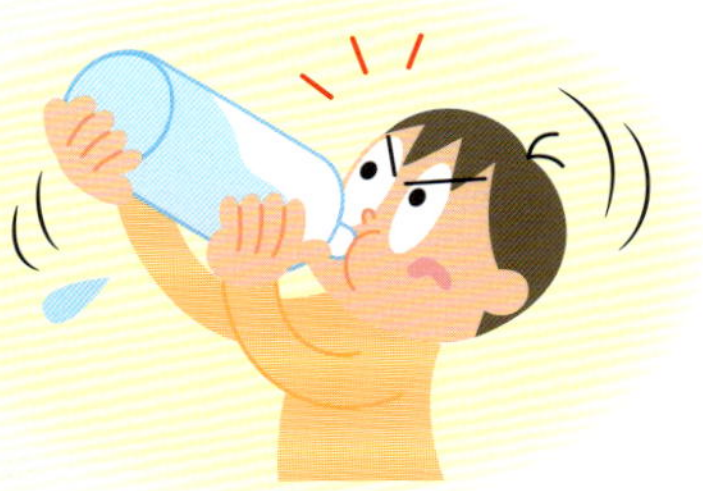

治療

- 手術による全摘出を目指す
- 「内視鏡下経鼻的腫瘍摘出術」または「開頭手術」を行う
- ただし、手術は後遺症のリスクが高い
- 残った腫瘍に対しては、放射線療法を行う
- とくに子どもは、放射線による知能や精神の発達遅延などのリスクが高い
- 主治医と治療法についてよく相談することが重要

悪性度が高い「胚細胞腫瘍」と「髄芽腫」

「胚細胞腫瘍」は、精子や卵子になる前の未熟な細胞が腫瘍化するものと考えられています。女性では卵巣、男性では精巣など生殖器に多くみられますが、頭蓋内に発生することもあります。若年者、とくに中学生くらいの男の子に多くみられ、神経下垂体部、松果体《しょうかたい》、大脳基底核などが好発部位です。胚細胞腫瘍は悪性度が最も高い「グレード4」に分類されていますが、きちんと治療すればほとんどが治る腫瘍です。

腫瘍の大きさやできる部位によって症状は異なります。非常にのどが渇く、尿が大量に出る、眼球の動きがおかしい、原因不明の体重減少、小学校に入っても身長が伸びない、思春期の早発または遅れなどが1つでもみられるときは、一度受診することがすすめられます。

治療は、診断のために腫瘍組織をほんの少し採取する手術を行いますが、化学療法と放射線療法が中心となることが多いです。

「髄芽腫《ずいがしゅ》」は、5～9歳の小児に多くみられる悪性脳腫瘍（グレード4）です。全脳腫瘍では決して頻度は高くありませんが、小児脳腫瘍では3番目に多くなっています。

髄芽腫は、脳の神経細胞にも神経膠細胞にもなりうる未熟な段階の細胞から発生すると考えられています。多くは小脳の真ん中あたり（小脳虫部）に発生し、第4脳室を占拠するように広がっていきます。

おもな症状は立位や歩行時のふらつき、頭痛、嘔吐です。週単位でゆっくり進行するものもあれば、日単位で急激に進行するものもあります。

治療は、手術で可能な限り腫瘍を摘出し、術後は放射線療法と化学療法を行います。腫瘍型によって、これらの治療で治せる症例も増えているので、あきらめてはいけません。

グレード4でも、あきらめない！

胚細胞腫瘍

特徴

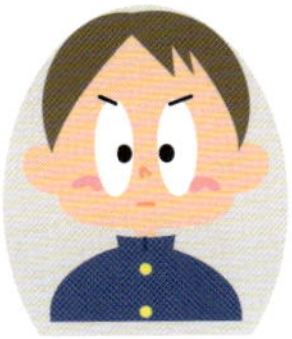

- 中学生くらいの男の子に多い
- 神経下垂体部、松果体、大脳基底核に発生することが多い
- きちんと治療すればほとんどが治せる

症状

- 非常にのどが渇く
- 尿が大量に出る
- ものが二重に見える、眼球の動きがおかしい
- 食欲不振
- 原因不明の体重減少
- 小学校に入ってから背が伸びない（低身長）、思春期の早発または遅れ
- 頭痛、吐き気や嘔吐
- ひどい倦怠感
- 学業成績不振

など

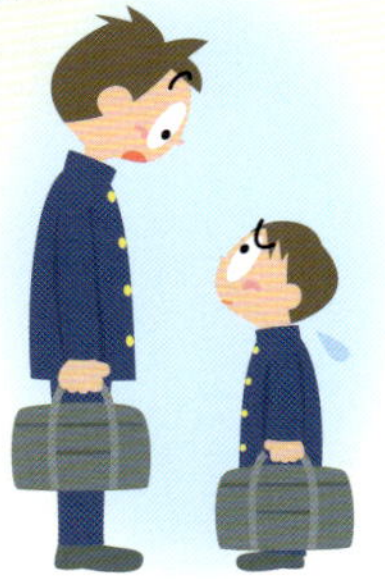

治療

- 腫瘍組織を少し採取する生検術を行う
- 化学療法と放射線療法が中心

髄芽腫

特徴

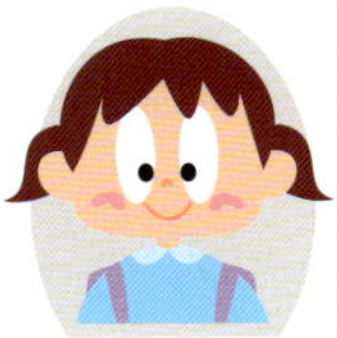

- 1～3歳、5～9歳の小児に多い
- 多くは小脳の真ん中あたり（小脳虫部）に発生する

症状

- 頭痛、吐き気、嘔吐
- 立位や歩行時のふらつき
- 食欲不振
- 元気がない、よく寝る
- てんかん発作
- ものが見えづらい
- しゃべりにくい　など

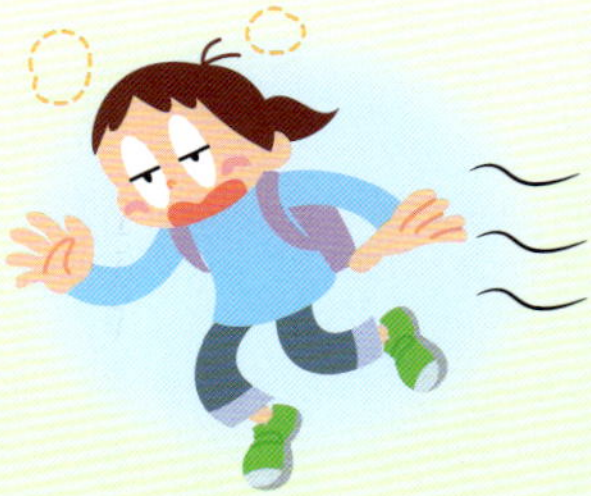

治療

- 手術でできる限り腫瘍を摘出する
- 術後は化学療法と放射線療法を併用して行う

その他の原発性脳腫瘍

発生頻度が低い良性脳腫瘍

「神経節膠腫」は、子どもから成人に多くみられる腫瘍です。ほとんどはグレード1の極めて良性ですが、まれに悪性のものがあります。側頭葉や前頭葉に発生することが多く、そのほとんどがてんかん発作で発症します。

治療の基本は、手術で腫瘍を完全に摘出することです。摘出できない、あるいは腫瘍が大きくなる場合は、放射線療法を行うことがあります。化学療法は有効性が示されていません。

「血管芽腫」は、「フォンヒッペルリンドウ病（VHL病）」という遺伝性疾患に合併して起こるタイプと、そうでないタイプがあります。子どもから50歳代くらいにまで発生しますが、成人に多くみられます。小脳にできることが多いため、ふらつきやめまい、吐き気などがみられます。

治療の第一選択肢は、手術で腫瘍を完全に摘出することですが、腫瘍が大きい場合は出血などのリスクが高く、難しい手術になります。

「類上皮腫」は、本来は胎児期に消失するはずだった組織が残り、腫瘍化したものです。白く輝いて見えることから「最も美しい脳腫瘍」とも呼ばれています。この腫瘍は膜でおおわれており、中身はケラチンという細胞の分泌物（垢のようなもの）です。

類上皮腫は、放射線療法や化学療法が効かないため、手術で腫瘍を完全に摘出することが唯一の治療法となります。しかし、手術では腫瘍の中身は比較的容易に切除できるのですが、腫瘍をおおっている膜を完全に摘出するのが難しいとされています。膜を全摘しないと再発のリスクが高くなります。

多くは手術による完全摘出で治癒となる

神経節膠腫

特徴

- 子どもから成人に多くみられる
- ほとんどはグレード1の良性だが、まれに悪性もある
- 多くは側頭葉や前頭葉に発生

症状

- てんかん発作

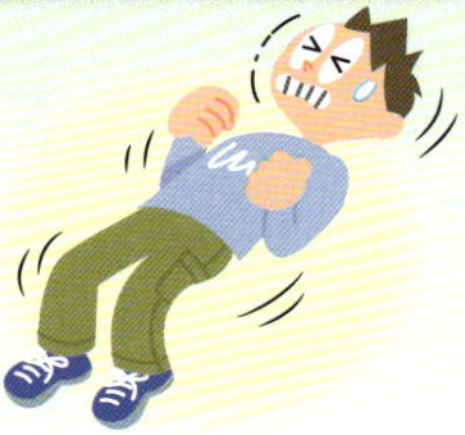

治療

- 手術で腫瘍を完全に摘出する
- 全摘できれば治癒となる
- 放射線療法を行うことも

血管芽腫

特徴

- 子どもから50歳代くらいに発生する
- 小脳にできることが多い

症状

- 小脳症状……ふらつき、めまい、吐き気、眼振（目が細かく動く）など
- 水頭症……頭痛、嘔吐、目の網膜が腫れるなど

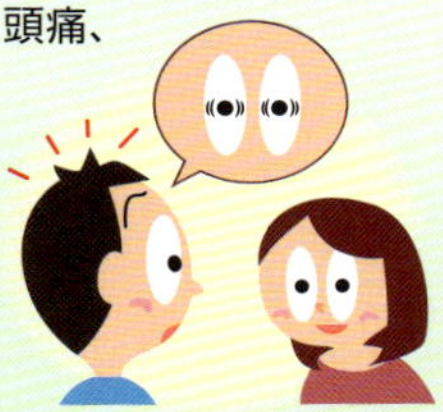

治療

- 治療の第一選択肢は手術で、腫瘍を完全に摘出することを目指す

類上皮腫

特徴

- 腫瘍は膜で覆われており、中にはケラチンという細胞の分泌物（垢のようなもの）が溜まっている
- 30歳〜40歳代の成人に多い
- 頭蓋内のどこにでも発生する
- ゆっくり大きくなるので、かなり大きくなるまで症状を出さない

症状

- 顔面の痛みやしびれ
- 顔面が動かない、あるいはピクピクする（顔面神経麻痺）
- 耳鳴り、難聴
- ふらつき、めまい、吐き気、眼振

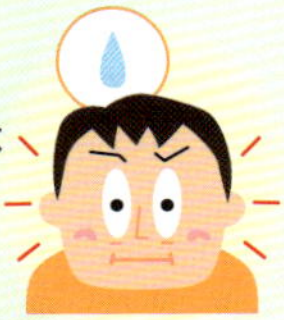

治療

- 手術で腫瘍を完全に摘出するのが唯一の治療法
- 手術では腫瘍の中身は比較的容易に切除できるが、おおっている膜を完全に摘出するのが難しい
- 膜を全摘しないと再発のリスクが高い

発生頻度が低い悪性脳腫瘍

脳の内部には、脳脊髄液に満たされた脳室という空間があります。この脳室の壁をつくっている脳室上衣細胞から発生するのが「上衣腫《じょういしゅ》」で、悪性度はグレード2です。

上衣腫は子どもにも大人にも発生しますが、小児に多い脳腫瘍といえます。多くは第4脳室、小脳、脳幹部にできますが、大脳や脊髄内部にできることもあります。

治療は、まずは手術による完全摘出を目標とします。取り残した腫瘍がある場合は、術後に放射線療法を行います。

「脊索腫《せきさくしゅ》」もグレード2に分類される脳腫瘍です。脊索とは、脊椎が形成されていない胎児の体を支える構造物で、胎児の成長過程で本来はなくなっていくものです。この脊索が残り、腫瘍化したものを脊索腫といいます。

頭蓋内では頭蓋底の骨から発生することが多く、周囲の神経や血管を巻き込んで大きくなるため、手術で全てを摘出するのは困難です。多くの場合、術後に放射線療法を行います。

「中枢性神経細胞腫」は、脳の中心部にある側脳室という場所によくできるグレード2の脳腫瘍で、思春期や若い成人に多くみられます。大きくなってから水頭症の症状で発見されることが多く、ＭＲＩで偶然発見されることもあります。

治療は、手術による全摘出が最も望ましいのですが、発見されたときには腫瘍が大きくなっていること、出血しやすいこと、脳弓という記憶や認知機能に関わる重要な器官と接していることなどから、全摘出は簡単ではありません。全摘出できれば治る腫瘍ですが、無理はせず、残存腫瘍には放射線療法を行います。中枢性神経細胞腫は、全摘出できなくても予後は比較的良好です。

同じグレード2でも、治療や予後はさまざま

上衣腫

特徴

- 大人にも発生するが、小児に多い
- 第4脳室、小脳、脳幹部に多く、大脳や脊髄にできることもある
- 脳脊髄液の中に散らばる(播種《はしゅ》という)ことがある
- 全摘出できない場合、予後は不良

症状

- 水頭症(頭痛、嘔吐、意識障害)
- 歩行時のふらつき、めまい
- 首の痛み
- 嚥下障害
- てんかん発作
- 麻痺　など

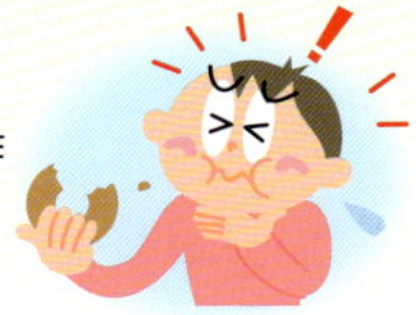

治療

- 手術で完全摘出を目指す

脊索腫

特徴

- 大人に多いが、子どもにもみられる
- 頭蓋底の骨から発生することが多い
- 全摘出はまれで、残ると再発も

症状

- ものが二重に見える
- 視力・視野障害
- 嚥下障害
- 声がかすれる
- 顔面の痛みやしびれ　など

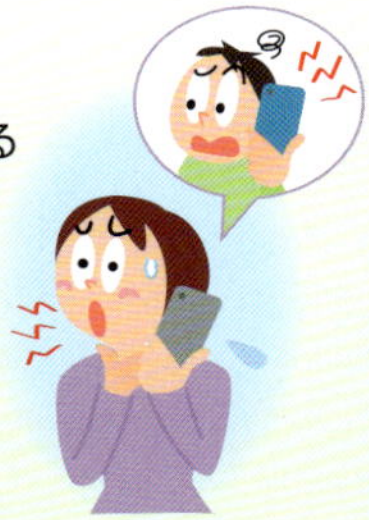

治療

- 手術で全摘出を目指すが、全摘出できるケースは少ない
- ほとんどの場合で、術後に放射線療法を行う
- 脊索腫では、重粒子線や陽子線(120頁)も有効

中枢性神経細胞腫

特徴

- 思春期や若い成人に多い
- 脳の中心部にある側脳室に発生する
- 高齢者では自然に腫瘍が小さくなる(自然退縮)こともある
- 全摘出できれば治る
- 全摘出できなくても、予後は比較的良好

症状

- 頭痛
- 視力障害
- 水頭症(頭痛、嘔吐、意識障害)　など

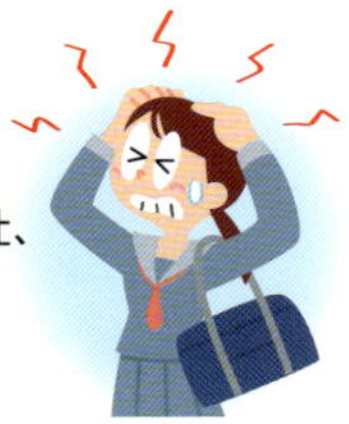

治療

- 手術で全摘出を目指すが、全摘出は難しい
- 残存腫瘍には放射線療法が有効

column

神経鞘腫の一つ、聴神経腫瘍

神経鞘腫の一つである「聴神経腫瘍」は、40歳〜60歳代くらいの女性に多くみられる良性の腫瘍です。おもな症状が「聞こえ」に関するものであると、脳の病気よりも耳鼻科の病気を心配される人も多いかもしれません。

聴神経腫瘍の典型的な初発症状は、ふらっとする「めまい発作」です。めまい発作が時々現れるようになり、その後1〜2年ほど経ったころに「耳鳴り」を生じます。耳鳴りの音は「キーン」という高く細い音であったり、「ゴーッ」「ザーッ」というザラザラした音であったり、人によってまちまちです。さらに病気が進むと、電話の声やテレビの音などが聞き取りにくくなります。聴力低下です。

これらの症状がそろってくると、ほとんどの人は耳鼻科を受診されるのですが、耳鼻科では「突発性難聴」や「メニエール病」、「中耳炎」や「耳硬化症」などと診断されるのが一般的なのです。MRIなどのくわしい検査は、おそらくされないでしょう。

聴神経腫瘍であった場合、耳鼻科の治療ではなかなか症状は改善されません。聴神経腫瘍はゆっくり進行する良性の腫瘍ですが、多くは1年間で1〜3㎜ずつ増大するとされています。なかには1年間で2倍、3倍にと急速に大きくなるものもあるといいます。

聴神経腫瘍は、放置していると腫瘍が大きくなるだけでなく、脳を圧迫し、手術が難しくなります。しかし、腫瘍が小さいうちに早期発見し、手術で全摘出できれば、治ってしまう腫瘍でもあるのです。

不快な症状やつらい症状、不便な症状を取り払うためにも、ふらつきやめまいに片側の耳鳴りや聞こえづらさを伴うときは、一度は脳神経外科などの専門科を受診し、くわしい検査を受けることがすすめられます。

第3章

脳腫瘍の検査と診断

脳腫瘍は、種類によって治療方針が大きく変わってきます。問診や神経学的検査、画像検査では、ある程度の診断がつきますが、診断を確定し、より適切な治療を施すためには、手術によって切除した腫瘍組織を調べる病理検査が不可欠です。

医療機関の何科を受診すればよいのか?

脳神経外科や脳神経内科へ

脳腫瘍が疑われる症状がみられるときは、速やかに医療機関を受診してください。

脳腫瘍の代表的な症状には、起床時の頭痛や原因不明の嘔吐、体の片側の麻痺やしびれ、ふらつき、ろれつが回らないなどのほか、記憶力や集中力の低下、異常行動や性格の変化、聴力障害や視野障害などがあります。脳内で無秩序な電気信号が生じることにより、けいれん発作が起こることもあります。

これらの症状は、良性でも悪性でも起こりうる症状です。また、脳腫瘍以外の脳の病気、例えば脳梗塞や脳出血などでも同じような症状が起こります。いずれにせよ、脳の病気には深刻な後遺症を残すものや、命に関わる危険なものが少なくありません。気になる症状がみられるときは、早めに受診する必要があります。

脳の病気を専門としているのは、「脳神経外科」あるいは「脳神経内科」です。両者の違いを簡単に言うと、脳神経外科は外科的な手術が必要になる病気を診るところ、脳神経内科は薬物療法を行う病気を診るところです。脳の病気でも、脳梗塞や認知症、てんかん、髄膜炎などは薬物療法が中心となりますが、脳腫瘍や脳出血、くも膜下出血、硬膜下血腫などでは手術が必要になることがあります。脳腫瘍の多くは手術が必要になるので、脳神経外科が専門ということになるのですが、症状だけでは脳腫瘍かどうかを判別することはできません。薬物療法で治療できる病気の可能性もあるので、初めて受診するときは脳神経内科でもかまいません。脳神経内科では脳をくわしく検査して、脳腫瘍とわかれば、脳神経外科へ紹介してくれます。

脳神経外科と脳神経内科、どう違うの？

脳神経外科

外科的な手術が必要となる脳の病気を診るところ

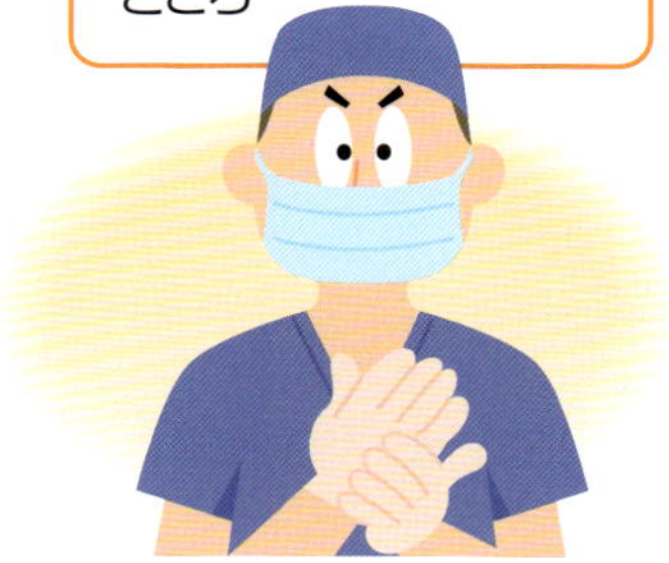

［代表的な病気］

脳腫瘍、くも膜下出血、脳出血、硬膜下血腫、脳挫傷、正常圧水頭症、てんかんなど

脳神経内科

薬物療法が中心となる脳の病気を診るところ

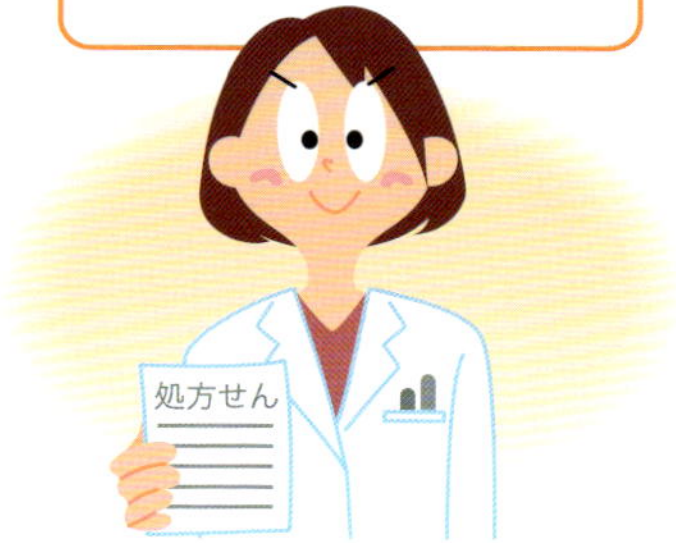

［代表的な病気］

脳梗塞、認知症、パーキンソン病、てんかん、髄膜炎・脳炎など

初診ではどちらの科でも大丈夫

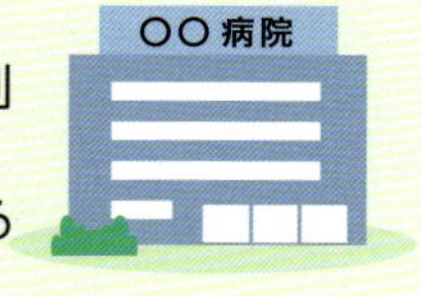

- 脳腫瘍を専門とするのは脳神経外科
- しかし、症状だけでは脳腫瘍かどうかを判別できない
- 薬物療法で治療する病気の可能性もある（頻度としてはこちらの方が高い）
- 脳神経内科では、脳をくわしく検査して脳腫瘍とわかれば脳神経外科へ紹介してくれる

脳腫瘍は診断までにさまざまな検査が行われる

診断を確定するには精密な検査を必要とする

脳腫瘍とよく似た症状が現れる病気はたくさんありますが、起床時の頭痛や嘔吐、ふらつきや片側の麻痺などといった症状が徐々に悪化している、あるいは成人以降に初めてけいれん発作が起きた場合などは、脳腫瘍の可能性が考えられます。脳腫瘍かどうかは、専門医による問診や視力検査、聴力検査、運動検査などでわかる場合もありますが、脳腫瘍と診断するためには精密な検査が必要になります。

脳腫瘍の診断に最も有用とされているのは、MRI検査やCT検査といった画像検査です。MRI検査やCT検査では、腫瘍の有無はもちろん、腫瘍のある部位や広がり方、良性か悪性か、脳腫瘍の種類についても推測することが可能です。

しかし、脳腫瘍の場合、これだけで診断を確定することはできません。脳腫瘍にはさまざまな種類があり、細かく分類すると、その数は150種類以上ともいわれています。脳腫瘍の治療の基本は手術によって腫瘍を摘出することですが、術後の治療法や治療方針は腫瘍のタイプによって異なります。より適切な治療を施すためには、病理検査といって、腫瘍組織を採取して調べる必要があるのです。

腫瘍組織の採取は、通常は腫瘍を摘出する手術と同時に行います。摘出した腫瘍から組織を一部採取し、顕微鏡で観察する組織診断と、遺伝子の異常を調べる分子診断を経て、詳細な診断が確定します。なお、大学病院やがんセンターなど病理医のいる医療機関では、手術中に検査が行われ、その場で治療方針を決めることができます。

それでは次に、各検査についてもう少しくわしく見ていくことにしましょう。

脳腫瘍 ― 検査の流れ

こんなときはすぐに検査を！！

起床時の頭痛、嘔吐、麻痺などの症状が徐々に悪化している場合

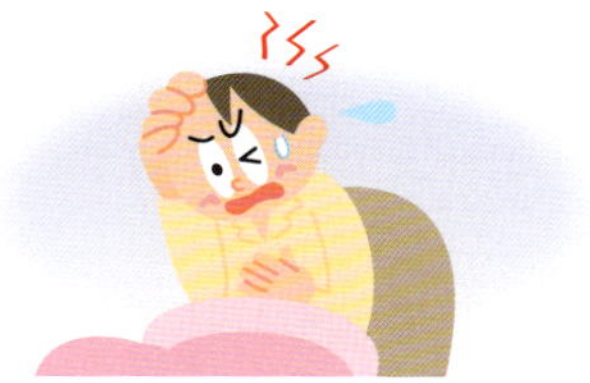

成人以降に初めてけいれん発作が起きた場合

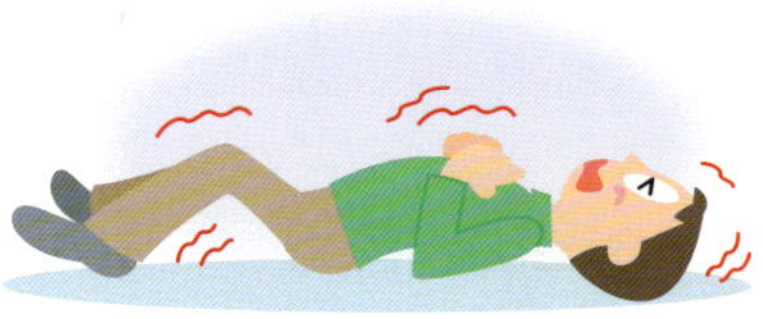

検査

1 まずは問診からスタート（86頁）

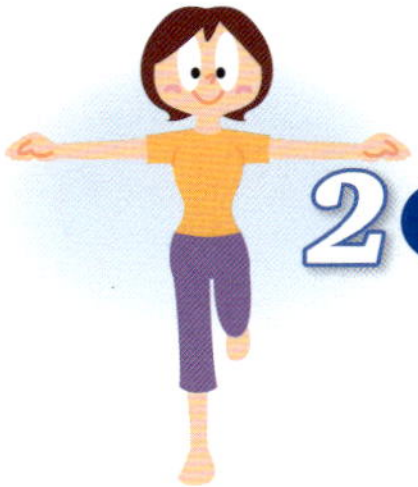

2 神経学検査（88頁）

視力、聴力、運動、言語などの障害を検査

3 画像検査（90、92頁）

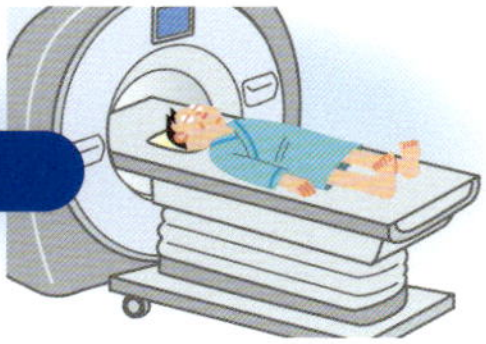

MRI検査、CT検査、脳血管造影検査など

4 病理検査（94頁）

腫瘍組織を採取して調べる

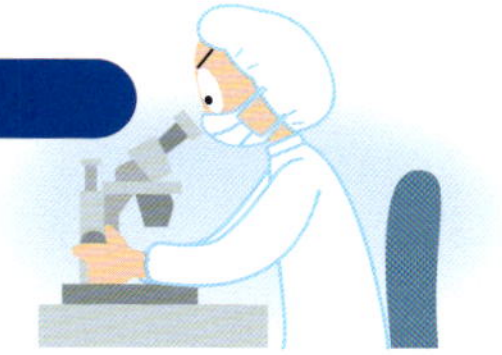

まずは問診で患者さんの状態を聴き取る

どんな症状があるか、何かの病歴があるか

脳腫瘍を疑われる症状があるときは、まずはその症状が本当に脳腫瘍によるものなのか、それ以外の病気が潜んでいるのかを調べなければなりません。そのため、問診では頭痛や嘔吐、けいれん発作、麻痺やしびれ、視力障害や聴力障害など、今ある症状についてくわしく聞かれます。

頭痛がある場合は、どの辺りが、どのように痛むのか、その痛みはいつ頃から続いているのか、1日のなかで痛みは変化するのかなどを伝えましょう。吐き気や嘔吐をともなう場合は、思い当たる原因があるかどうかも重要です。麻痺やしびれ、ふらつき、めまい、もの忘れ、しゃべりにくい、見えにくい、聞こえにくいなどの症状からは、病巣のある部位を推測することができます。どんな症状が起きているのか、くわしく伝えるようにしましょう。

また、脳の下垂体に腫瘍があると、ホルモン分泌に異常を来し、月経不順や性欲低下、手足の先端や顔つきの変化などがみられることがあります。脳とは関係ないと思われる症状でも、気になることがあれば伝えるようにしてください。

問診では、今ある症状以外にも、これまでにかかったおもな病気や手術、心臓病や高血圧、糖尿病、ぜんそくなどといった持病の有無、アレルギーの有無などを聞かれます。脳腫瘍であれば、ほとんどの場合で手術が必要になるので、患者さんの全身状態を知っておく必要があるのです。また、ごく一部の脳腫瘍は遺伝的に発生する場合があるので、血縁のある家族の健康状態についても聞かれます。

問診で聞かれることは多岐に渡るので、事前にメモにまとめるなどして準備しておくとよいでしょう。

問診 ―― 専門医に伝える6つのポイントは？

1 頭痛

どの辺りがどう痛むのか。1日の痛みの変化を伝える

2 吐き気、嘔吐

思いあたる原因を伝える

3 麻痺、しびれ、めまいなど

具体的にどんな症状が起きているのかを伝える

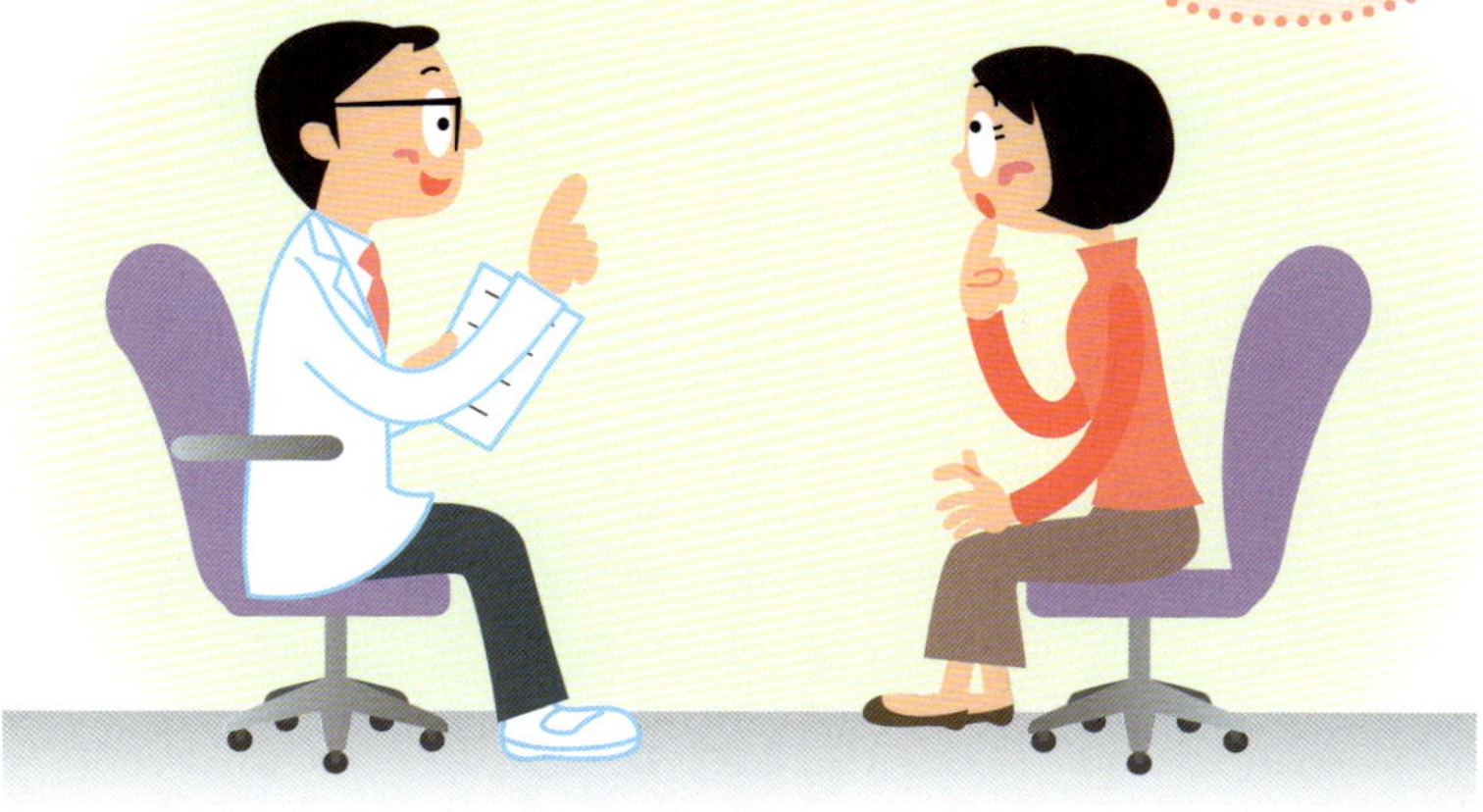

4

気になる症状は全て伝える

5

これまでかかった病気、手術を伝える

6

持病の有無、アレルギーの有無を伝える

腫瘍の発生部位を推定する神経学的検査

視力、聴力、運動、言語などの障害を検査する

脳に腫瘍ができると、腫瘍のある部位によってさまざまな症状が現れます。患者さんの訴えに加えて、医師が視力や聴力、運動機能、認知機能、言語機能などを客観的にチェックする検査が「神経学的検査」です。医師だけでなく、言語聴覚士や心理士などが行う場合もあります。

たとえば、片側の麻痺の有無は、「両上肢挙上試験」や「片足立ち試験」などで調べることができます。

両上肢挙上試験では、両腕をまっすぐ伸ばし、手のひらを上にして前方に持ち上げます。このとき、麻痺している側の腕は、内側を向いて下がります。

片足立ち試験では、手を左右に伸ばしてバランスをとりながら片足を上げますが、麻痺している側の足では立つことができません。

また、「指鼻試験」は、小脳の障害を調べる検査です。左右の手をまっすぐ横に伸ばし、片方の手の人差し指で鼻の頭をくり返し触ります。小脳に障害があると、指先が鼻の頭からズレてしまい、うまく触ることができません。

視力の検査は、医師と患者さんが向き合って座った状態で、新聞の文字などを読ませたり、患者さんの目前で医師が指を動かして視野を確認したりします。脳腫瘍では視力や視野が障害されることが多いのですが、下垂体神経内分泌腫瘍のように、両眼とも耳側の半分だけ視野が欠ける「両耳側半盲」という特徴的な症状が現れるものもあります。

そのほかにも、患者さんの耳元で指をこする音を聴かせて聴力を調べたり、ゴム製のハンマーで腕や下肢を叩いて反応を見たり、簡単な物覚え検査や計算などを行うこともあります。

神経学的検査の例

両上肢挙上試験

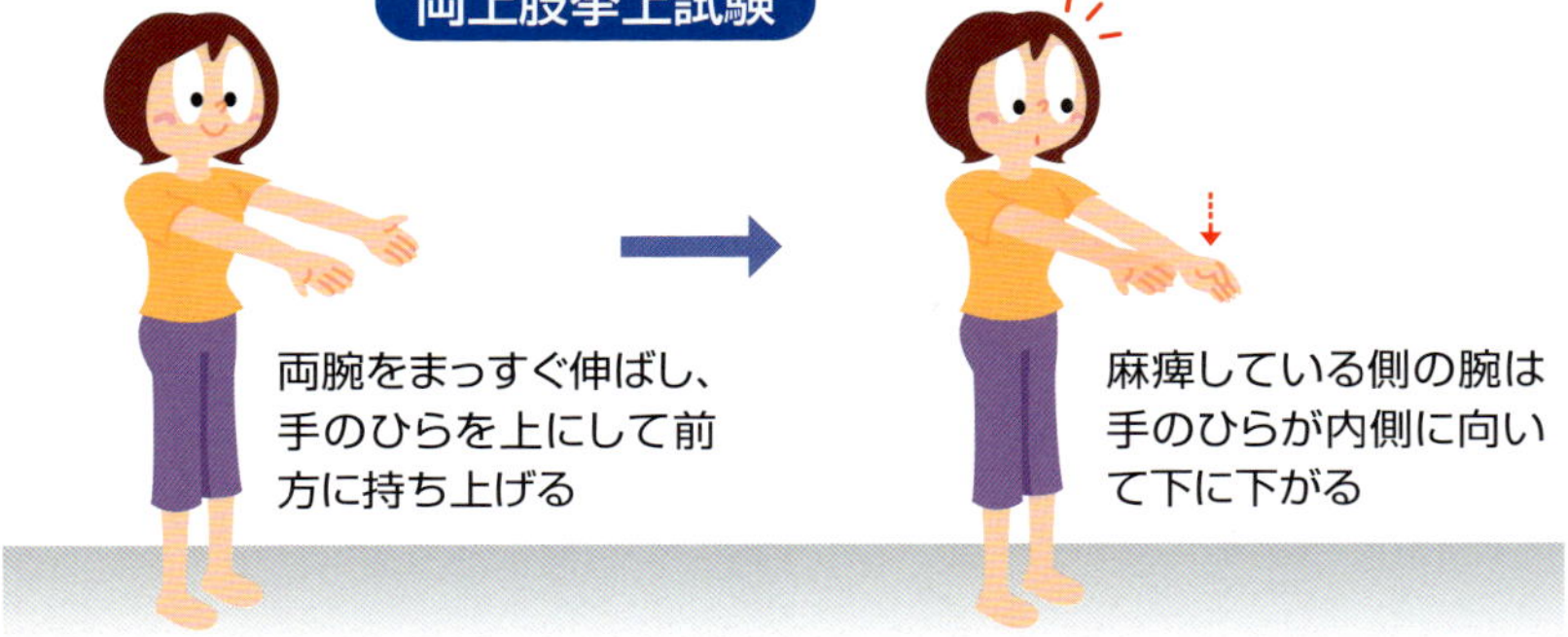

片足立ち試験

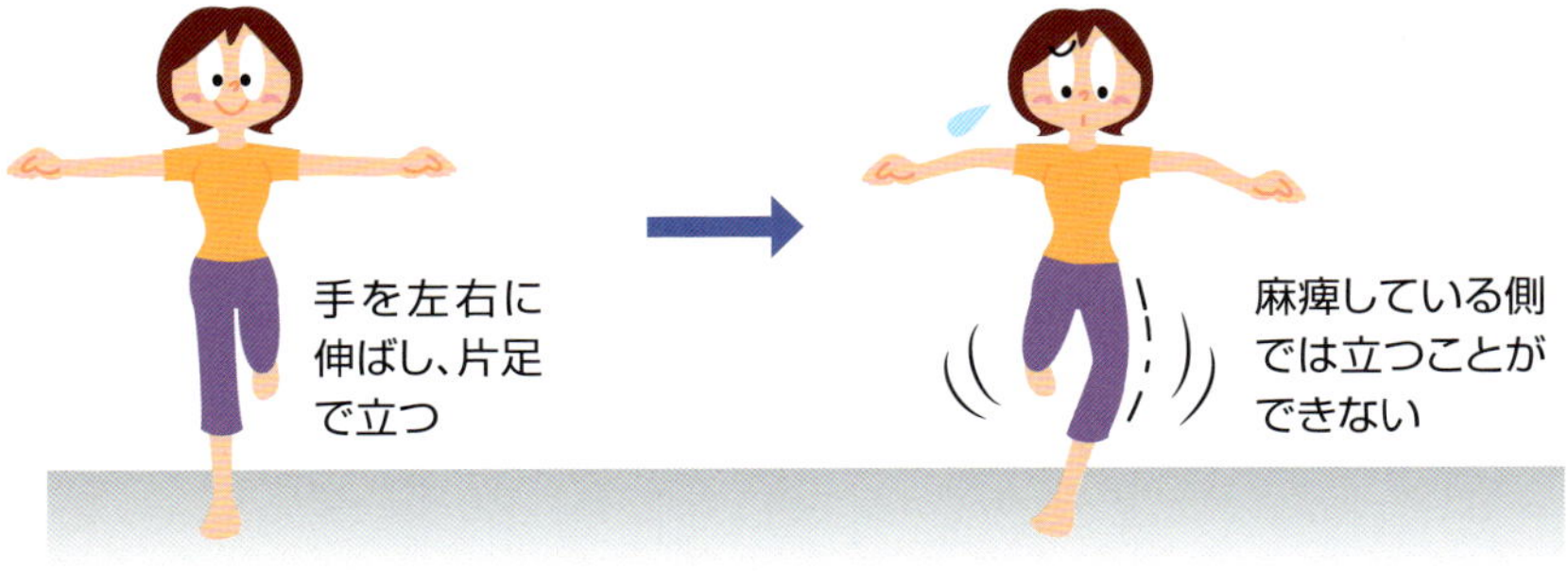

指鼻試験

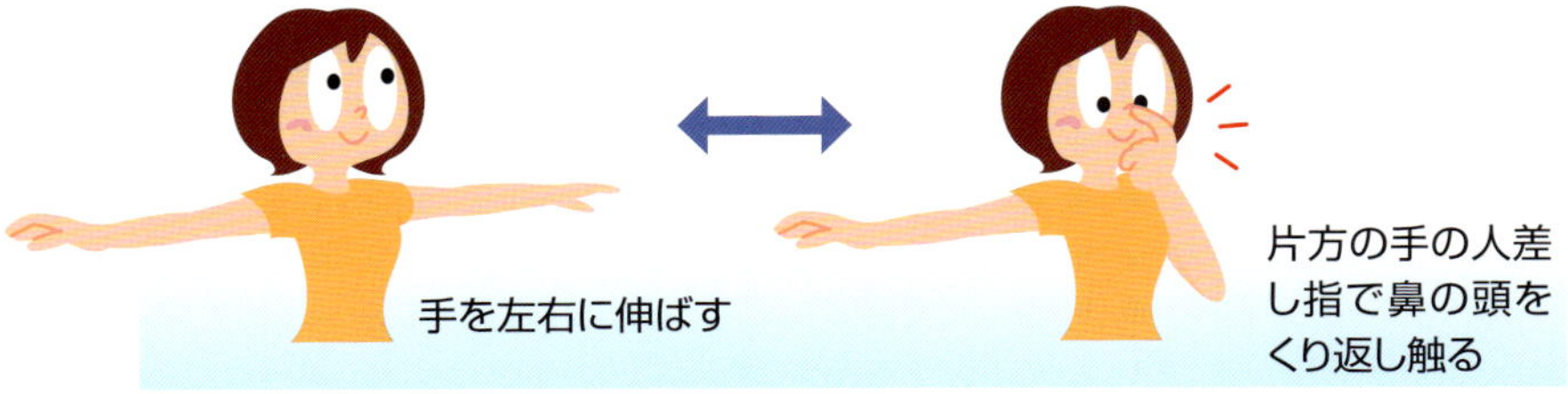

腫瘍の有無を確認する画像検査

CT検査とMRI検査

画像検査は、脳腫瘍の有無を確認するとともに、治療方針を決めるうえでも欠かすことのできない重要な検査です。なかでも、脳腫瘍では「頭部CT検査」と「頭部MRI検査」が中心となります。

頭部CT検査では、頭部にX線を照射し、コンピュータで処理して頭部を輪切りにした状態の断面図を画像化します。CT検査には、検査時間が5分位と比較的短く、迅速に診断ができるというメリットがあります。そのため、運動麻痺や感覚麻痺、認知機能低下などがみられる場合は、脳挫傷や脳梗塞、脳出血やくも膜下出血など緊急性の高い病気と識別するために、まずはCT検査を行います。転移性脳腫瘍が疑われる場合は、必要に応じて胸部や腹部のCT検査を行うこともあります。

頭部MRI検査は、強力な磁気と電波を使って脳の断面図を写し出す検査です。色の濃淡表現力に優れているため、腫瘍の形や内部構造を鮮明に画像化することができます。

CT検査もMRI検査も、腫瘍を見えやすくする造影剤を静脈に注射してから行うと、より詳細な画像を得ることができます。とくにMRI検査は、造影剤を使うことによって、腫瘍や脳浮腫の広がり、腫瘍の悪性度などを術前に推定することができ、治療方針を立てるのに役立ちます。

また、MRI検査には、腫瘍に含まれる物質の量を測定する「MRS検査」、脳の言語領域や運動領域を確認できる「fMRI検査」(function MRI)などもあります。fMRI検査によって、あらかじめ脳の大切な機能を担う部位を把握しておけば、脳の働きを損なわないよう手術を行うことができます。

脳腫瘍の診断に欠かせない「頭部CT検査」と「頭部MRI検査」

頭部CT検査と頭部MRI検査のメリット・デメリット

	CT検査	MRI検査
特徴	X線を利用した検査 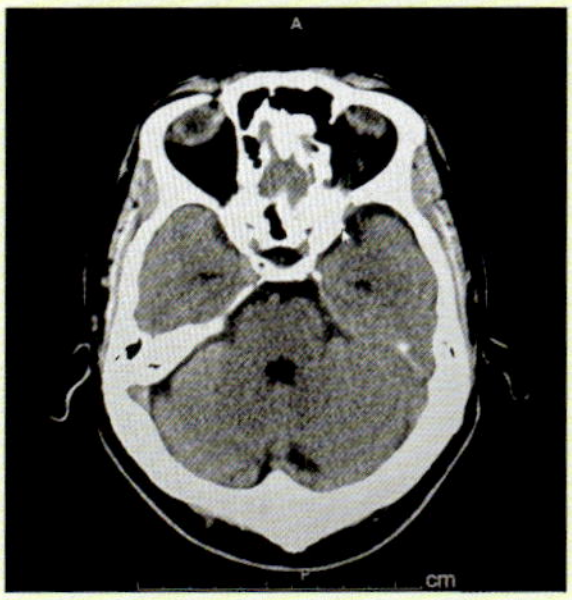	磁気と電波を利用した検査 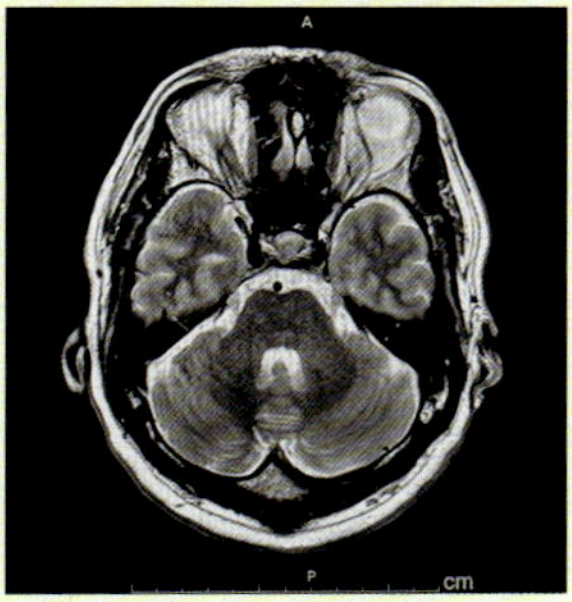
メリット	●検査時間が比較的短い（5分位） ●騒音、閉塞感が少ない ●体内に金属が入っていても検査できる	●放射線被曝がない ●造影剤を使わずに血管画像が得られる ●鮮明な画像が得られる
デメリット	●放射線被曝がある ●造影剤を使わないと血管の状況がわからない ●色の濃淡がわかりづらい	●検査時間が比較的長い（20分～1時間前後） ●検査の音が大きく、閉塞感を感じやすい ●体内に金属があると検査ができない

fMRI検査

fMRI検査（function MRI）は、「機能MRI検査」とも呼ばれ、言語課題をしながら、あるいは運動課題をしながらMRIを撮ることで、そのときに脳のどの部位が活動しているのかがわかる

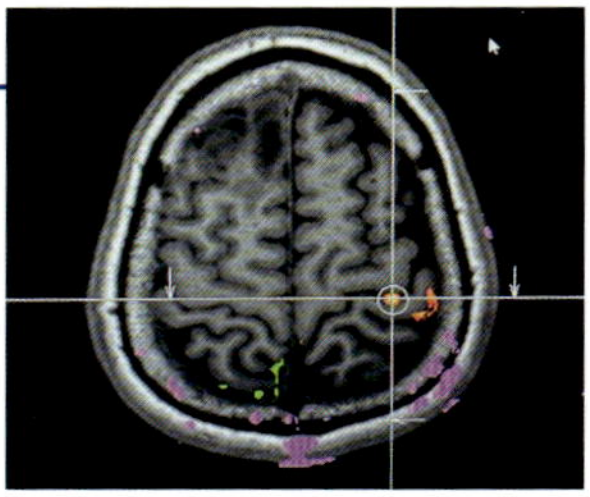

脳血管造影検査

「脳血管造影検査」とは、脳の血管に造影剤を注入し、X線で撮影して血液の流れを可視化することで血管の様子を写し出す検査で、「脳カテーテル検査」とも呼ばれます。

カテーテルとは、医療用の細長いチューブのことです。脳血管造影検査では、鼠径部《そけいぶ》の大腿動脈から血管用カテーテルを挿入、造影剤を注入し、血管のなかを造影剤が流れていく様子を撮影します。CT検査やMRI検査にくらべると、負担の大きい検査ですが、髪の毛よりも細い血管も映し出すことができ、血管の状態を広く詳細に知ることができます。

たとえば脳腫瘍では、血管の豊富な良性腫瘍の術前検査として行うことがあります。腫瘍に栄養を送っている血管や、腫瘍に関連する血管がどのように走行しているのかを把握することで、より安全に手術を行うことができます。栄養血管が非常に多い場合は、術前に血流を遮断する塞栓術が必要かどうかを検討します。また、腫瘍を摘出するときは、言語中枢を残す必要があります。左右の大脳半球で言語中枢のある方を優位半球といい、通常、右利きの人は左半球、左利きの人は右半球が優位半球なのですが、確実ではありません。そこで、脳血管造影検査時に麻酔薬を注入して、言語機能に影響の出る方、すなわち優位半球を調べることがあります。これを「和田テスト」といいます。

一方で、脳血管造影検査には、血管を詰まらせたり、血管を傷つけて出血したりするリスクがあります。頻度は少ないですが、こうした障害が起こると、脳に深刻な後遺症を残すこともあります。そのため、必要と判断された場合にのみ行われています。

また、最近は脳血管造影検査に代わって精度に差はありますが、「3D-CTアンギオ検査」や「MRA検査」といった、CT装置やMRI装置を用いたリスクの少ない検査を行うことが増えています。

血管の状態を詳細に知ることができる画像検査

脳血管造影検査

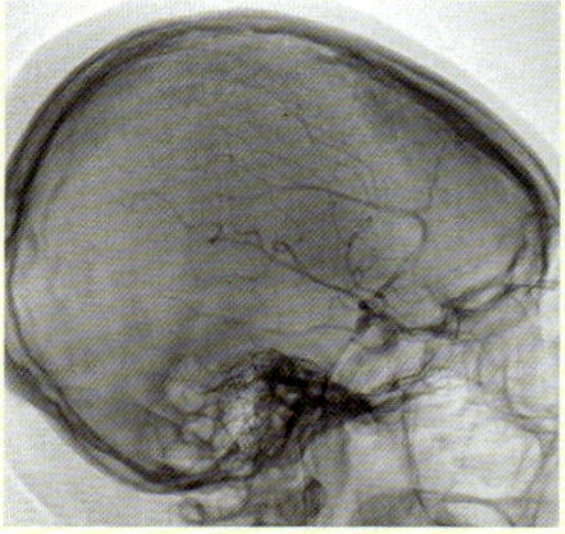

メリット

- 細い血管も映し出すことができる
- 腫瘍との関連が把握できる

デメリット

- 血管を傷つけたり、詰まらせたりするリスクがある

そのため

近年は、「3D−CTアンギオ検査」、「MRA検査」などリスクの少ない画像検査が増えてる

3D−CTアンギオ検査

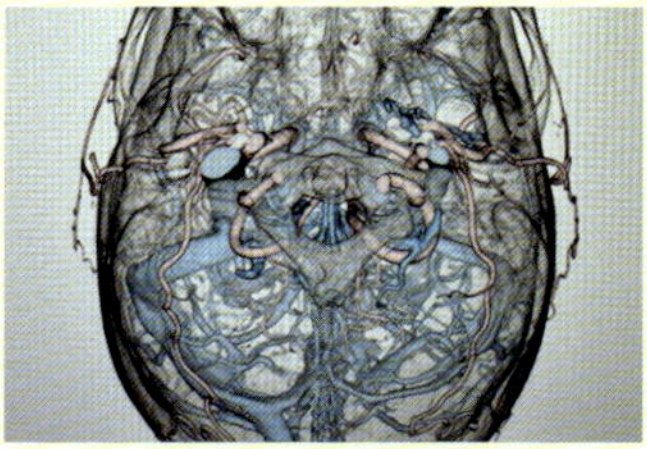

MRA検査

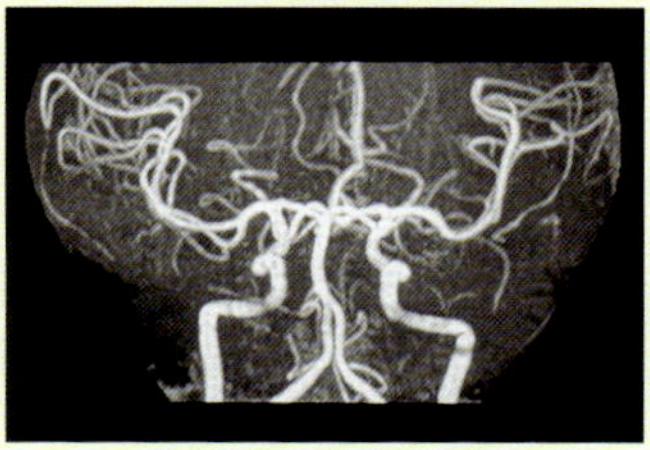

近年は、細い血管も映し出すことができ、血管の状態を広く詳細に知ることができます

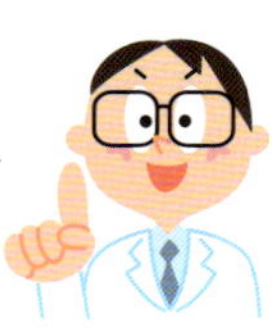

確定診断と術後の治療法のための病理検査

腫瘍の一部を採取して、腫瘍を解析する

「病理検査」とは、腫瘍組織を採取して（生検）、顕微鏡で観察・解析する（組織診断）検査のことです。脳腫瘍の最終診断は、この病理検査によって確定します。

脳腫瘍は、腫瘍のできる部位や腫瘍化する細胞の種類、性質などによって細かく分類されます。なぜ、そこまで細かく分類する必要があるのかといえば、それぞれ治療方針や予後が異なるからです。脳腫瘍の種類は、ここまでに紹介した問診や神経学的検査、CT検査やMRI検査などでおおまかなことは判断できます。しかし、実際に腫瘍そのものを取り出して観察する病理検査ほど正確な検査はありません。腫瘍の種類や性質、悪性度などを、よりくわしく正確に知ることのできる病理検査は、脳腫瘍の診断を確定し、適切な治療を施すために欠かせない検査といえます。

脳腫瘍の場合、病理検査に用いる腫瘍組織は、手術（開頭術または内視鏡下経鼻的腫瘍摘出術）によって摘出した腫瘍から採取します。採取した組織を調べて、さらに治療が必要なのか、必要な場合はどのような治療法が適切なのかを検討します。「術中迅速診断」といって、手術中に組織診断を行い、その場で摘出すべき範囲などを判断することもあります。

また、手術による摘出が難しい場合や、中枢神経系原発悪性リンパ腫のように手術以外の治療法が中心となる場合などは、病理検査だけを目的とした「生検術」が行われます。生検術には「開頭生検術」、「定位脳生検術」、「内視鏡下腫瘍生検術」などがあり、場合によっては脳脊髄液を採取して調べることもあります。

腫瘍組織は手術、または生検術で採取する

画像検査などの結果、手術で摘出できる可能性が高いと判断された場合

→手術によって摘出した腫瘍から組織を採取する

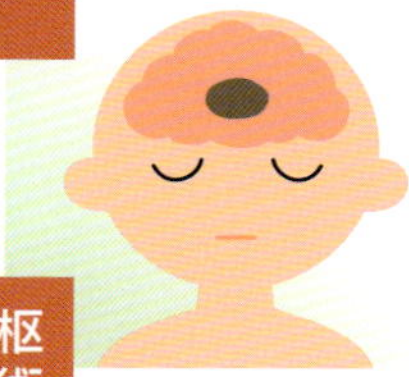

手術による摘出が難しい場合や、中枢神経系原発悪性リンパ腫のように手術以外の治療法が中心となる場合

→病理検査だけを目的とした生検術で組織を採取する

生検術の種類

開頭生検術

できるだけ小さな開頭で腫瘍組織を採取する

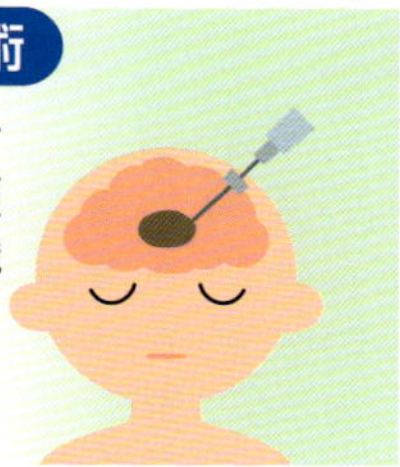

定位脳生検術

頭蓋骨に小さな穴を開けて生検針を病巣に刺し、腫瘍組織の一部を採取する

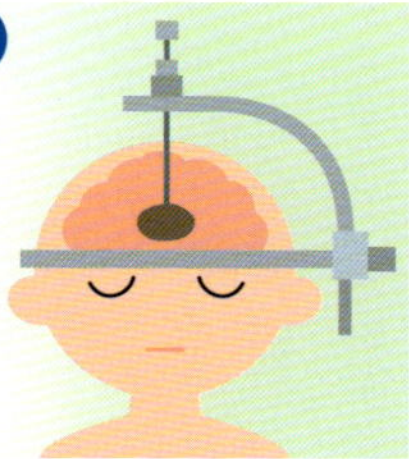

内視鏡下腫瘍生検術

脳室内にできた腫瘍など、脳の深い部位の腫瘍に対して行われる。頭蓋骨に小さな穴を開け、内視鏡を使って腫瘍組織の一部を採取する

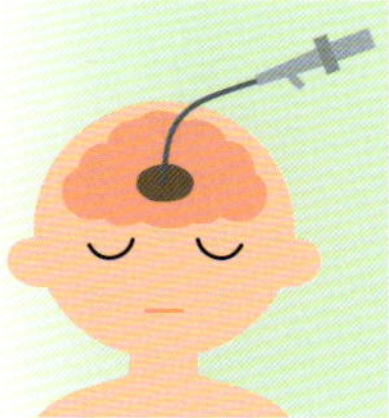

組織診断

採取した腫瘍組織を薄く切り、ガラスの板に挟んで顕微鏡で観察する。細胞や核の色、形、並び方などから、細かく分類された脳腫瘍の種類のうち、どの種類に当てはまるかなどを判断する

↓

確定診断

遺伝子の異常を調べる検査

脳腫瘍はさまざまな種類に分類されていますが、従来の分類は先に述べた組織診断（病理診断ともいう）に基づいて行われています。

組織診断は、細胞の色や形、並び方などを顕微鏡で観察して判断されます。これに対して、近年は腫瘍組織の細胞を分子レベルで解析し、遺伝子の異常などを調べる「分子診断」が重視されるようになってきました。

現在、脳腫瘍には、種類ごとに特徴的な遺伝子変異が次々と見つかっています。たとえば、脳腫瘍のなかでも比較的頻度の高い神経膠腫《こうしゅ》（グリオーマ）には、星細胞腫系の腫瘍と乏突起《ぼうとっき》膠腫系の腫瘍がありますが、乏突起膠腫系の方が治る可能性が高く、予後もよいとされています。

しかし、両者は〝見た目〟が似ていることもあり、組織診断だけでは鑑別が難しい場合があるのです。そこで、分子診断を加えてみると、乏突起膠腫系では第1染色体短腕と第19染色体長腕が特異的に欠失しているため、星細胞腫系の腫瘍か、乏突起膠腫系の腫瘍かを的確に鑑別することが可能になります。

星細胞腫系の腫瘍では、ＩＤＨ遺伝子に変異があるかどうかも重要になります。ＩＤＨ遺伝子変異がないものは、組織診断ではグレード2相当でも、早期にグレード4の膠芽腫《こうがしゅ》となります。

また、脳腫瘍の治療では、さまざまな抗がん薬を用いる場合がありますが、抗がん薬の効きやすさにも遺伝子が関係しています。分子診断によって抗がん薬が有効かどうかを知ることで、治療効果を予想することができます。

このように、遺伝子異常の有無によって悪性度や予後、有効な治療法が変わってくるため、脳腫瘍の最終診断は、従来の組織診断に分子診断を組み合わせて行うことが大切になります。

腫瘍組織を分子レベルで解析する「分子診断」

これまで

組織診断は顕微鏡のみで観察判断（病理診断）

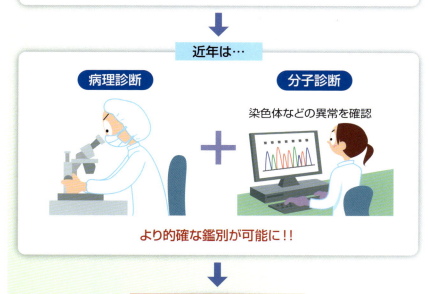

↓

近年は…

病理診断

＋

分子診断

染色体などの異常を確認

より的確な鑑別が可能に!!

↓

分子診断の３つのメリット

① 腫瘍の悪性度がわかる
② 予後に有効な治療法が得られる
③ 薬の治療効果が予想できる

脳腫瘍の最終診断はこの組み合わせで行うことが大切です

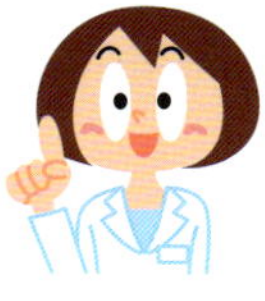

治療法はどのように決められるのか？

治療方針はさまざまな要因を踏まえて選択される

脳腫瘍の治療の基本は、腫瘍を完全に摘出することです。そのための手段として最も有効なのは手術なので、まずは画像検査などで手術ができるかどうかを検討します。

手術が難しいと判断されるのは、次のようなケースです。

●腫瘍が脳幹部にあるなど、手術によって生命維持機能を損なう恐れがある
●腫瘍が頭蓋内のあちこちに多発している
●全身状態が著しく悪化している　など

このほかにも、薬物療法や化学療法、放射線療法が非常によく効くタイプのものや、中枢神経系原発悪性リンパ腫のように手術で摘出することがあまり意味をなさないものは、摘出を目的とする手術は行わず、生検術のみを行うことがあります。

また、無症状で偶然発見された小さな良性脳腫瘍は、とくに治療はせず、経過観察とすることがあります。

手術が可能と判断されると、完全摘出を目指しますが、完全摘出によって脳の重要な機能が失われる可能性がある場合などは無理をせず、できる範囲の切除を行います。術中迅速診断によって、摘出する範囲を決める場合もあります。

術後は、組織診断や分子診断の結果をもとに治療方針を検討します。良性脳腫瘍であれば、完全摘出できれば基本的に完治となります。悪性脳腫瘍の場合は、放射線療法や化学療法などの追加治療が必要になりますが、副作用や後遺症のリスクがあるので、患者さんの希望や生活環境、年齢や全身状態などを考慮し、慎重に判断します。

手術が難しいと判断されるケースは？

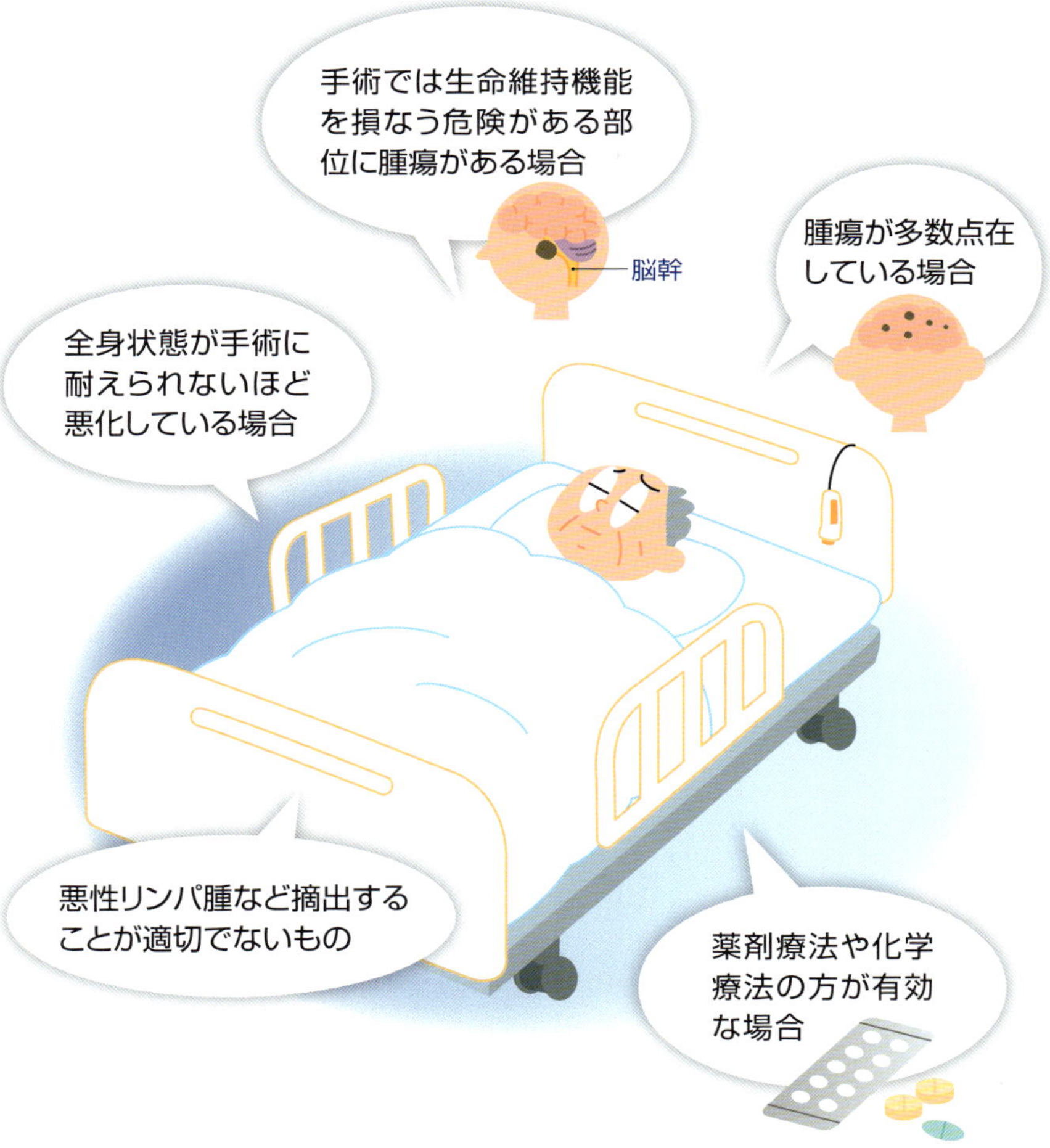

無症状の小さな良性腫瘍は「手術適応外」

治療に入る前の心得

患者と家族は治療方針に十分な理解を

どんな病気でも、診断が下ると不安を覚えたり、憂うつな気分になるものです。ましてや、生命や思考の中枢である脳に腫瘍があると言われたら、誰もが大きなショックを受けることでしょう。

しかし、今は脳外科の手術も、放射線療法や化学療法も進歩しています。正確な診断と適切な治療を施せば、治せるケースも増えています。いたずらに恐れずに、病気と正しく向き合うためには、患者さんも家族も病気とその治療方針について十分理解することが大切になります。

脳腫瘍は非常にまれな病気です。また、脳という複雑な臓器に腫瘍ができる病気なので、医師からの説明では、はじめて聞く言葉や難しい言葉がたくさん出てくるかもしれません。病状の説明や治療方針でわからないことや不安に思うことがあれば、遠慮なく医師に質問するようにしてください。そして、十分納得したうえで、医師と患者さんが協力して治療を進めていくことが何よりも大切といえます。

それでも不安を拭えず、診断結果や提示された治療方針に疑問がある場合や、納得できない場合は、「セカンドオピニオン」を求めるのも一つの方法です。セカンドオピニオンとは、主治医以外の医師の意見、つまりは〝第二の意見〟を聞き、参考にすることをいいます。第二の意見を踏まえて再度、主治医と治療方針について相談することで、病気や治療に対する理解が深まり、納得して治療を受けることができます。

セカンドオピニオンは患者さんの権利ですが、主治医に言い出しにくい場合は、看護師や病院のソーシャルワーカーに相談するとよいでしょう。

治療方針に不安や疑問がある場合は…

わからないこと、疑問や不安に思うことは、遠慮せずに主治医に質問を。それでも診断や治療方針に不安がある場合や、納得できない場合は、「セカンドオピニオン」を求めるのも一つの方法

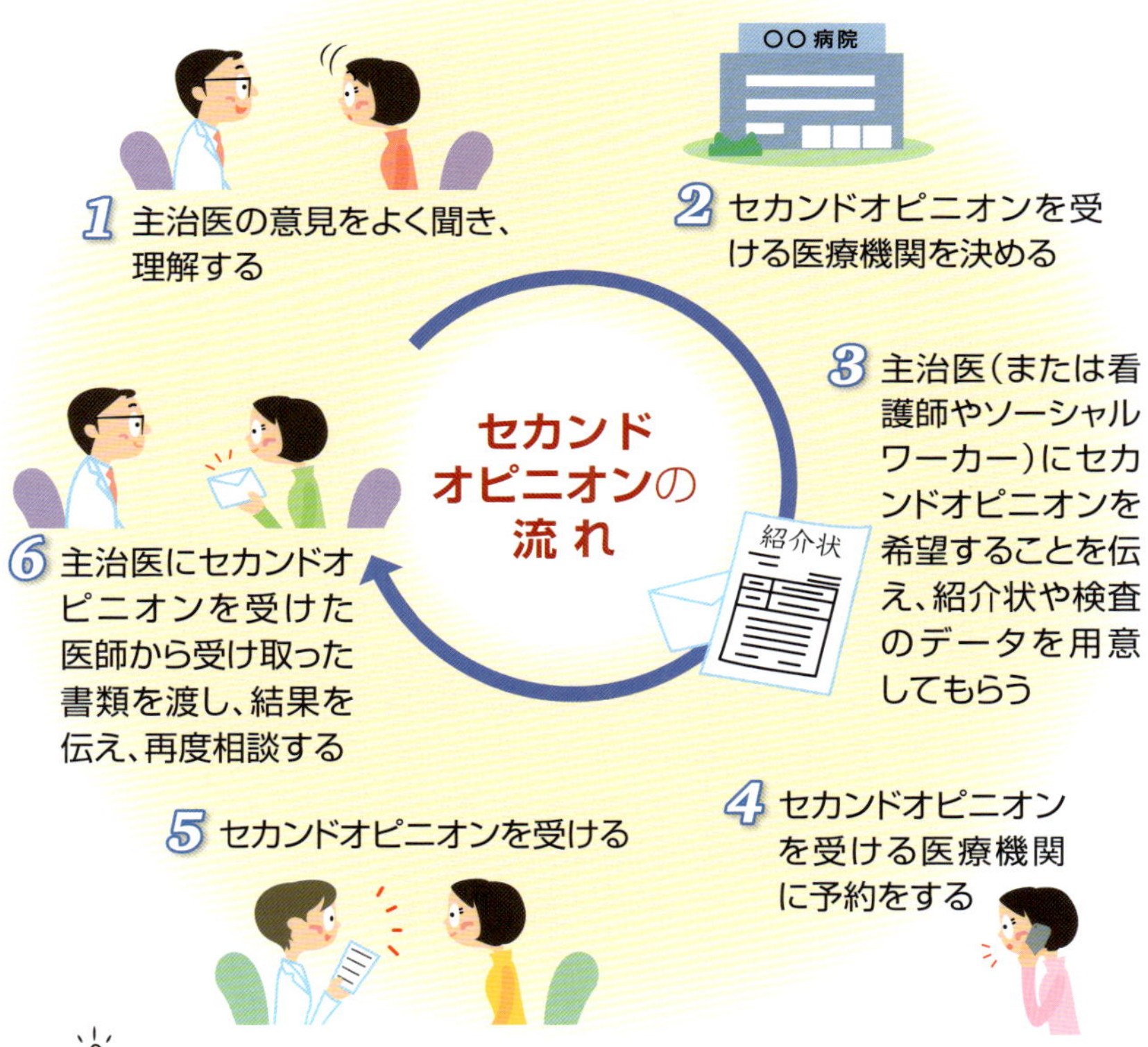
〇〇病院
セカンドオピニオンの流れ
1 主治医の意見をよく聞き、理解する
2 セカンドオピニオンを受ける医療機関を決める
3 主治医（または看護師やソーシャルワーカー）にセカンドオピニオンを希望することを伝え、紹介状や検査のデータを用意してもらう
紹介状
4 セカンドオピニオンを受ける医療機関に予約をする
5 セカンドオピニオンを受ける
6 主治医にセカンドオピニオンを受けた医師から受け取った書類を渡し、結果を伝え、再度相談する

セカンドオピニオンのメリット

- 主治医による診断や治療方針に対する確認ができる
- 主治医の診断や治療方針の妥当性を再確認することで、納得して治療を受けることができる
- 主治医の提示する治療法以外の、より適切な治療法を受けられる場合もある

column

脳腫瘍やその治療で起こる「けいれん発作」（てんかん）の治療

けいれん発作（てんかん）とは、脳のある部位で神経細胞が一斉に興奮し、無秩序な電気信号が生じて一時的に脳の機能障害が引き起こされる現象をいいます。脳腫瘍では、さまざまなけいれん発作を生じることがあります。

全般発作は、脳の両側で神経細胞の興奮が生じるものです。手足がつっぱるようにけいれんする「強直性《きょうちょくせい》発作」、手足が一定のリズムでガクガクする「間代《かんたい》発作」、意識が飛んで倒れたり、急に行動が止まったりする「欠神《けっしん》発作」などがあります。

部分発作は、脳の一部分で神経細胞の興奮が生じるものです。体の一部がピクピクしたり、異臭がしたり、吐き気がしたりする「単純部分発作」、ごく短時間、意識がなくなる「複雑部分発作」などがあります。

このようなけいれん発作は、開頭手術の後に生じることもあります。

脳腫瘍の治療では、けいれん発作を止めることも重要な目的となり、抗てんかん薬が用いられます。ただ、従来の抗てんかん薬のなかには、抗がん薬の効果を弱めてしまうものや、逆に強めてしまうものがあり、脳腫瘍そのものの治療に影響を及ぼす可能性があります。そこで、近年は「新規抗てんかん薬」として、「レベチラセタム」「ペランパネル」「ラモトリギン」など、抗がん薬に影響しない薬を選択することが多くなっています。

なお、あらゆるてんかん発作は、最終発作から2年間は車の運転ができません。けいれん発作がある場合は、主治医とその管理についてよく相談するようにしてください。

第4章

脳腫瘍の治療法

脳腫瘍治療の基本は、手術で腫瘍を摘出することですが、同時に高度な脳機能を守ることも重要になります。そのため、手術は最新の医療技術を駆使して行われ、腫瘍の部位や種類によっては放射線療法や薬物療法などを組み合わせて治癒を目指します。

治療の進め方

さまざまな治療法を組み合わせることも

脳腫瘍の治療は、腫瘍の種類や悪性度(グレード)、部位や大きさ、患者さんの健康状態や年齢、生活環境などを総合的に検討し、医師と十分に話し合ったうえで進められます。

問診や画像検査で脳腫瘍の存在が確認されたときは、まずはすぐに治療が必要なのかどうかを判断します。腫瘍の種類や年齢などによっては、治療せずに経過をみる場合もありますが、原則として脳腫瘍はすべてが治療の対象となります。脳腫瘍の治療には「手術」、「放射線治療」、「薬物療法」の3つの柱があり、良性脳腫瘍も悪性脳腫瘍も、第一の目標は手術によって腫瘍を可能な限り取り尽くすことです。

良性脳腫瘍は正常な組織との境界がはっきりしているため、切除がしやすく、完全摘出できれば完治となります。完全摘出できなかった場合は、残った腫瘍に対して放射線治療などを行う場合があります。

一方、悪性脳腫瘍であっても、完全に摘出できれば完治が期待できることもありますが、悪性脳腫瘍は正常な組織との境界がはっきりしないため、完全に摘出できたように見えても、ある程度腫瘍が残っていると考えなければなりません。また、脳には人間らしく生きるための高度な機能を担う部位が多く、最初から切除範囲を最小限にして、脳の機能を温存させることを優先させる場合もあります。そのため、悪性脳腫瘍は術後に補助療法として、放射線療法や薬物療法を組み合わせて行う場合がほとんどです。

脳腫瘍を根治に近づける最も有効な手段は手術ですが、手術で取りきれなかった場合や、そもそも手術ができない場合は、放射線療法や薬物療法で腫瘍細胞の死滅をはかります。

脳腫瘍の治療の進め方

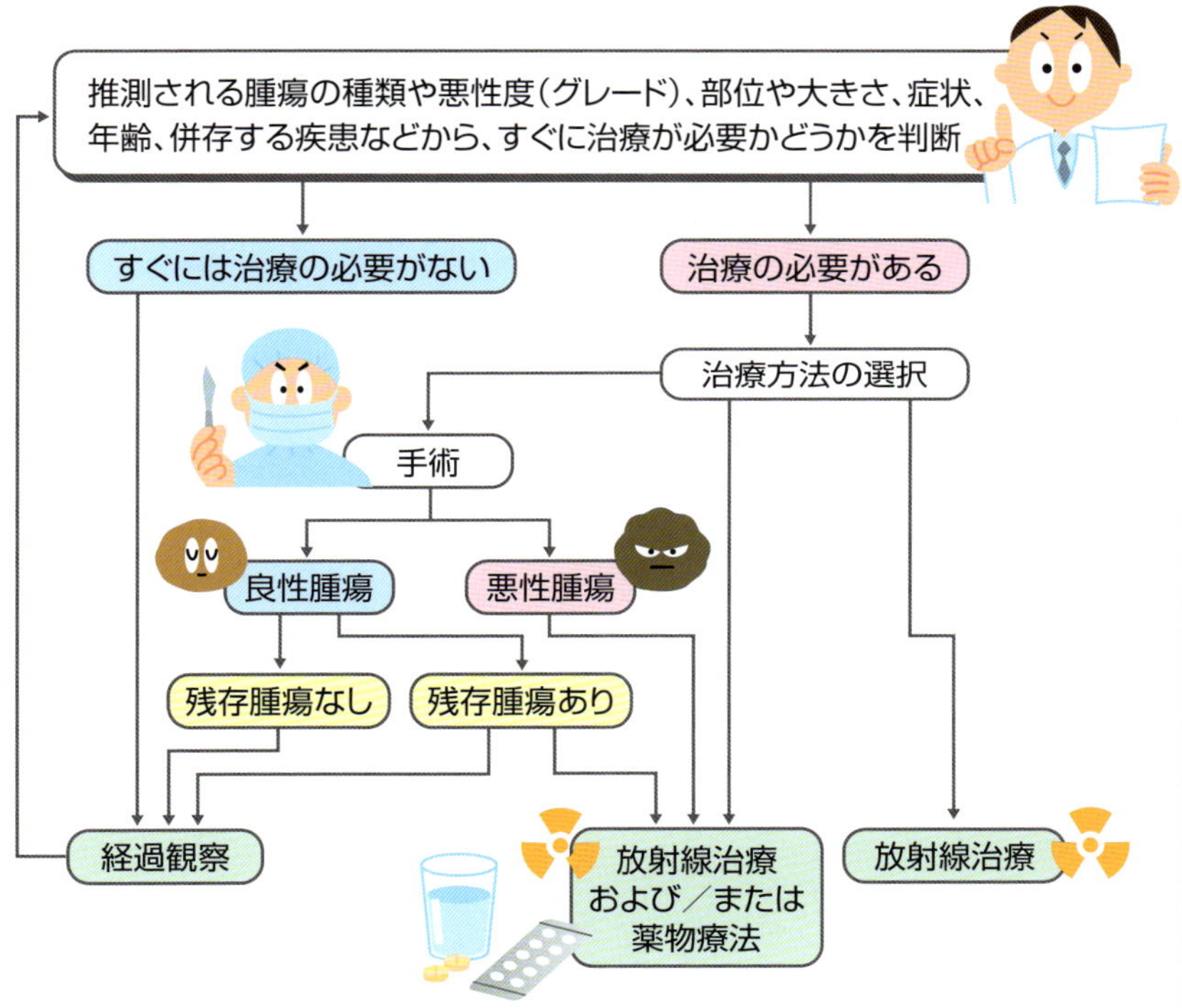

● 腫瘍の種類、部位や大きさ、数などによっては手術ができない(しても意味がない)場合や、プロラクチン産生腫瘍(下垂体神経内分泌腫瘍)のように薬物療法が第一選択となるものもある

コラム

脳腫瘍なのに、治療しないの？

たとえば人間ドックなどでたまたま見つかった無症状の小さな良性脳腫瘍は、すぐには手術を行わず、定期的な経過観察とすることが多いです。良性脳腫瘍のなかには、あまり大きくならないものや、自然に縮小するものがあるからです。半年、1年と経過をみて、全く大きさが変わらないものや、小さくなる兆候のあるものは、そのまま経過観察を続けます。ただし、年間に数ミリでも大きくなっている場合や、脳腫瘍に関連する何らかの症状が出てきた場合は、手術がすすめられます。

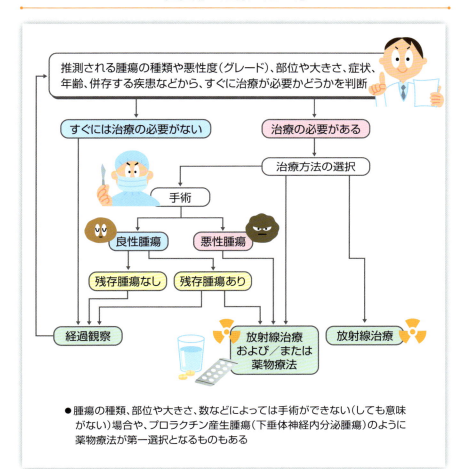

手術の目的と体への配慮

腫瘍がある部位、大きさで摘出の仕方を選択する

脳腫瘍を摘出する手術には、頭蓋骨を外して、脳を露出させて腫瘍を摘出する「開頭術」、鼻の穴から内視鏡と器具を挿入して摘出を行う「内視鏡下経鼻的腫瘍摘出術」などがあり、腫瘍がある部位や大きさによって手術法を選択します。

手術では、基本的には腫瘍をできる限り多く摘出することを目指します。脳の外側にあり、正常な組織との境界がはっきりしている良性脳腫瘍は、この目的は比較的果たしやすいといえます。

一方、悪性脳腫瘍は、脳のなかに広く浸み込むようにして増殖します。そのため、腫瘍を多く取り除くには、できるだけ広範囲に切除しなければならないのですが、これは同時に脳の重要な機能を担う部位を多く切除することにつながります。また、運動や言語の中枢に腫瘍が発生した場合は、少しの切除でも症状が悪化してしまうこともあります。人が人らしく生きるために不可欠な部位を切除したり、傷つけたりするわけにはいきません。

そこで、術中は「術中ナビゲーション」や「術中MRI」を用いて、腫瘍の位置を正確に把握しながら切除が行われます。「術中モニタリング」といって、脳の重要な部位に電気刺激を与え、脳の機能を確認しながら手術を行うこともあります。また、「覚醒下手術」といって、手術の途中で麻酔を緩めて意識をはっきりさせ、患者さんと会話をすることで実際に機能が保たれていることを確認しながら切除を行うこともあります。

このように脳腫瘍の手術は、日常生活動作や脳の高次機能をできるだけ維持することを優先しながら、切除する範囲を慎重に判断します。

脳腫瘍を安全・確実に摘出するための4つの方法

1 術中ナビゲーション

術前に撮影したCTやMRIの画像を医療用ナビゲーションシステムに取り込み、3D画像を作成。どこを手術しているのか、病変はどこまで及んでいるのかなどの立体的な画像情報をリアルタイムで示し、より安全・確実な手術をサポートする

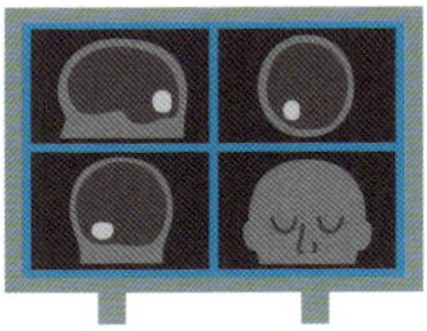

2 術中MRI

脳などの様子をMRI画像で確認しながら手術を行うシステム。術中にMRI撮影を行うことで、患部周辺の正確な位置関係をリアルタイムで確認しながらどこまで切除すべきかなどを判断し、より安全に手術を進めることができる

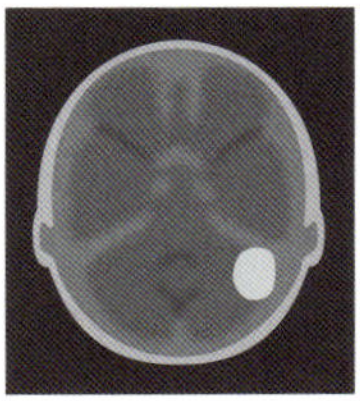

手術の目的

- できるだけ多く腫瘍を摘出する
- 脳の重要な機能をできるだけ温存する

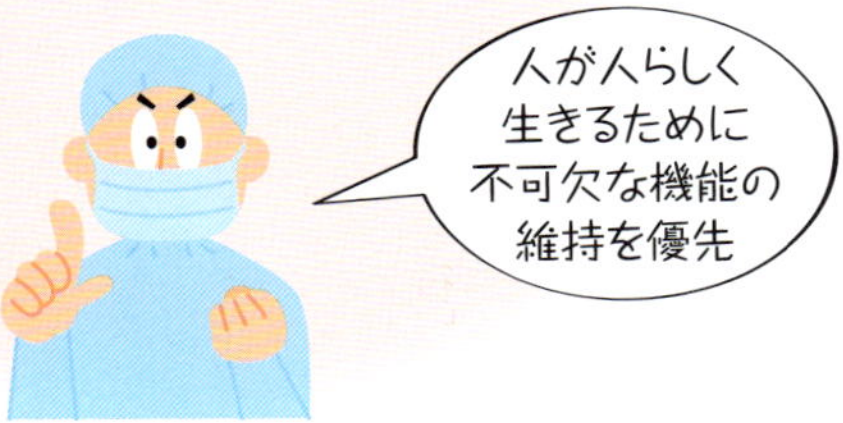
人が人らしく
生きるために
不可欠な機能の
維持を優先

3 術中モニタリング

運動や感覚、視覚や聴覚などに関わる部位を傷つけたり、切除してしまうと、深刻な後遺症を生じる可能性がある。そのため、術中は脳の重要な部位に電気刺激を与え、脳の機能を確認しながら手術を進める

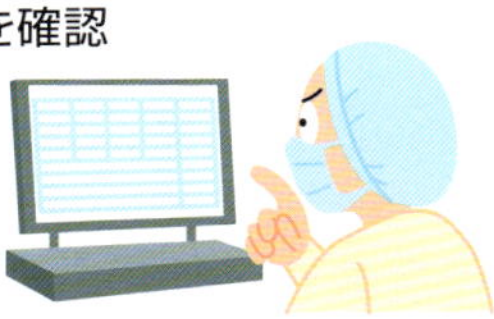

4 覚醒下手術

言語や運動に関わる部位に腫瘍がある場合は、開頭したあとに麻酔を緩めて、意識がはっきりした状態で手術を進めることがある。術中に患者さんと実際に会話をして、機能が維持されていることを確認しながら切除を行う

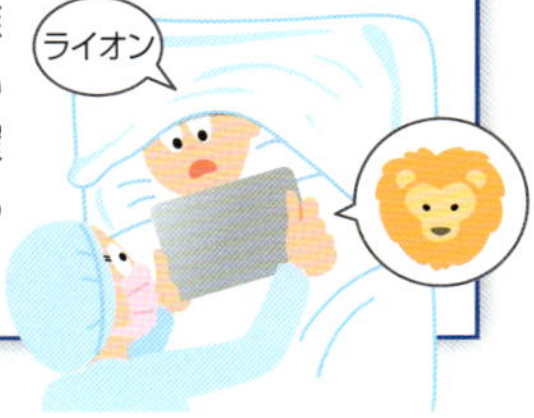
ライオン

手術療法で腫瘍を摘出する

頭蓋骨を開頭して行う「開頭術」

「開頭術」とは、頭蓋骨を部分的に切り取って、脳を露出させて行う手術です。このように言うと、とても恐ろしい手術のように聞こえるかもしれませんが、脳腫瘍の手術としては最も一般的な手術法です。ほぼ全ての脳腫瘍に対して適応があります。

頭蓋骨のどの部分を、どのくらい開ける必要があるのかは、腫瘍のある部位や大きさ、腫瘍の種類などによって違ってきます。術前に画像検査のデータを医療用ナビゲーションシステム（前頁）に取り込み、十分に検討し、計画を立て、シミュレーションを行ったうえで実際の手術にのぞみます。

手術は全身麻酔をしたうえで、まずは皮膚を切開し、筋肉を剥離して頭蓋骨を露出させます。頭蓋骨のなかにある脳はやわらかく、壊れやすいので、安全装置が施された専用のドリルとカッターを使って骨の一部だけを切り取ります。こうして必要最小限の窓（骨窓）を開け、脳をおおっている硬膜を切り開き、手術を進めていきます。

脳にはたくさんの血管や神経が張り巡らされており、これらを避けて腫瘍を切除していかなければなりません。非常に精密な手技が求められるので、医師は手術用顕微鏡や術中ナビゲーションを用いて慎重に切除を進めます。脳の重要な機能を温存するために、術中モニタリングを併用したり、覚醒下手術を行うこともあります（前頁）。

腫瘍を摘出したあとは、開頭とは逆の順番で元に戻していきます。硬膜を縫い合わせ、骨窓に切り取った骨を戻し、チタン製のプレートで固定します。筋肉を縫い合わせ、皮膚は縫合して、手術は終了です。

開頭術の一例

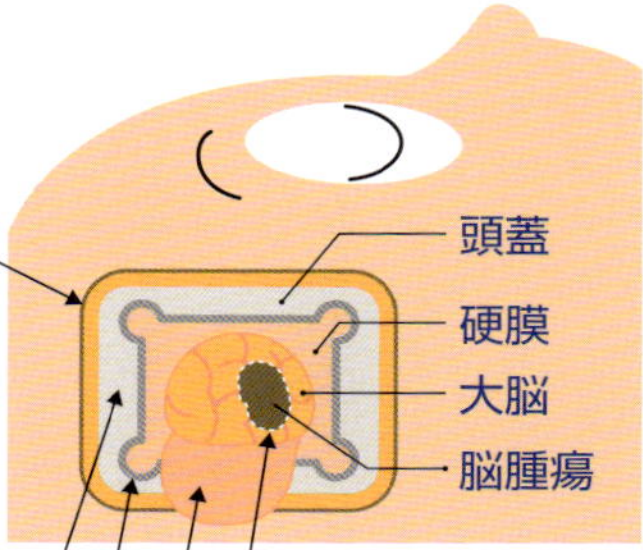

1 全身麻酔をしたあと、頭部の皮膚を切開する

※髪の毛については、皮膚切開する周囲だけを1.5～2㎝程度、部分的に剃毛するなど、できるだけ目立たないよう配慮がされる
※手術のあとが目立たないよう、切開線はできるだけ髪の毛で隠れる範囲におさまるよう留意される

2 筋肉や皮下の組織を剥がして、頭蓋骨を露出する

3 頭蓋骨にいくつかドリルで穴を開け、その穴をつなぐようにしてカッターで切って外す（骨窓を開く）

4 脳全体を包む硬膜を切開して、脳を露出させる

5 手術用顕微鏡や術中ナビゲーションを用いて、できるだけ正常な脳を傷つけないよう慎重に腫瘍を切除する

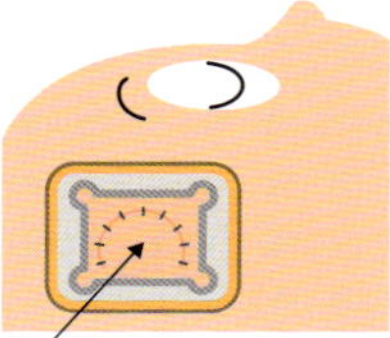

※腫瘍のある部位によっては、術中モニタリングや覚醒下手術を行う場合もある
※髄膜腫の場合は硬膜ごと腫瘍を摘出するため、欠損した硬膜は患者さん自身の骨膜や筋膜、あるいは人工硬膜で補う必要がある

6 腫瘍を摘出したあとは、出血がないことを確認し、髄液がもれないよう硬膜を縫い合わせる

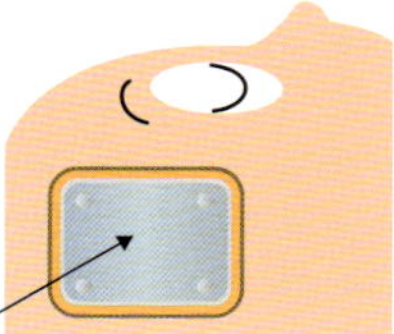

7 外しておいた頭蓋骨で骨窓を閉じ、チタン製のプレートとネジでしっかり固定する

※プレートは感染などがない限り、生涯取り外す必要はない
※チタン製なので、術後のMRIも問題なく行える。また、空港などの金属探知機で検出されることもない
※近年は、体に自然に吸収される吸収性プレートも普及している

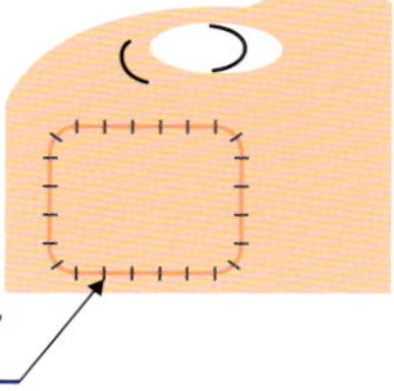

8 筋肉や皮下の組織を縫い合わせ、皮膚を縫合して閉じて終了

鼻を経由して腫瘍を摘出する「内視鏡下経鼻的腫瘍摘出術」

「内視鏡下経鼻的腫瘍摘出術」とは、鼻の穴から内視鏡と器具を挿入し、脳の奥深くにある腫瘍を摘出する手術法です。対象となるのは鼻の奥、脳の真ん中にできた腫瘍で、下垂体神経内分泌腫瘍や頭蓋咽頭腫、脊索腫などのほか、頭蓋底にできた髄膜腫も対象になることがあります。

これら頭蓋底にできた腫瘍を開頭術で摘出しようとすると、脳の外側から脳を押し分けるようにしなければ腫瘍に到達することができません。脳を圧迫したり、傷つけたりするリスクが高く、視野も狭いため、内視鏡下経鼻的腫瘍摘出術が選ばれることが多いです。

内視鏡下経鼻的腫瘍摘出術は、鼻の穴を経由して腫瘍にアプローチするため、脳を触らなくても腫瘍に到達することができます（次頁参照）。また、内視鏡による明るい視野のもとで、正常な組織との境界をしっかり確認したうえで切除できるので、確実かつ安全に腫瘍を摘出することが可能となります。後遺症のリスクが少なく、顔や頭の皮膚に傷も残らないので、患者さんの体への負担も軽くてすむというのが大きなメリットといえます。

手術は、全身麻酔で行われます。鼻の穴から内視鏡と手術用の器具を挿入し、まずは内視鏡下で鼻の奥にある副鼻腔の粘膜や骨を切除し、頭蓋底に達する通路をつくります。その後、鼻の穴から入れた器具を用いて頭蓋底の骨を削り、硬膜を切開し、腫瘍を摘出します。

施設によっては、鼻腔での操作は耳鼻咽喉科医が、頭蓋内の操作は脳外科医が行う場合があります。この場合、脳外科医は腫瘍の切除に集中することができます。それぞれの専門領域の知識や経験を融合することで、手術時間の短縮や安全性の向上につながるとされています。

内視鏡下経鼻的腫瘍摘出術

手術の進め方

1. 全身麻酔をしたうえで、鼻の穴から内視鏡と手術用の器具を挿入する
   ※脳専用の「神経内視鏡」を用いる。直径は4㎜、長さは18㎝
2. 副鼻腔の粘膜や骨を切除し、通路をつくる
3. 腫瘍を摘出する

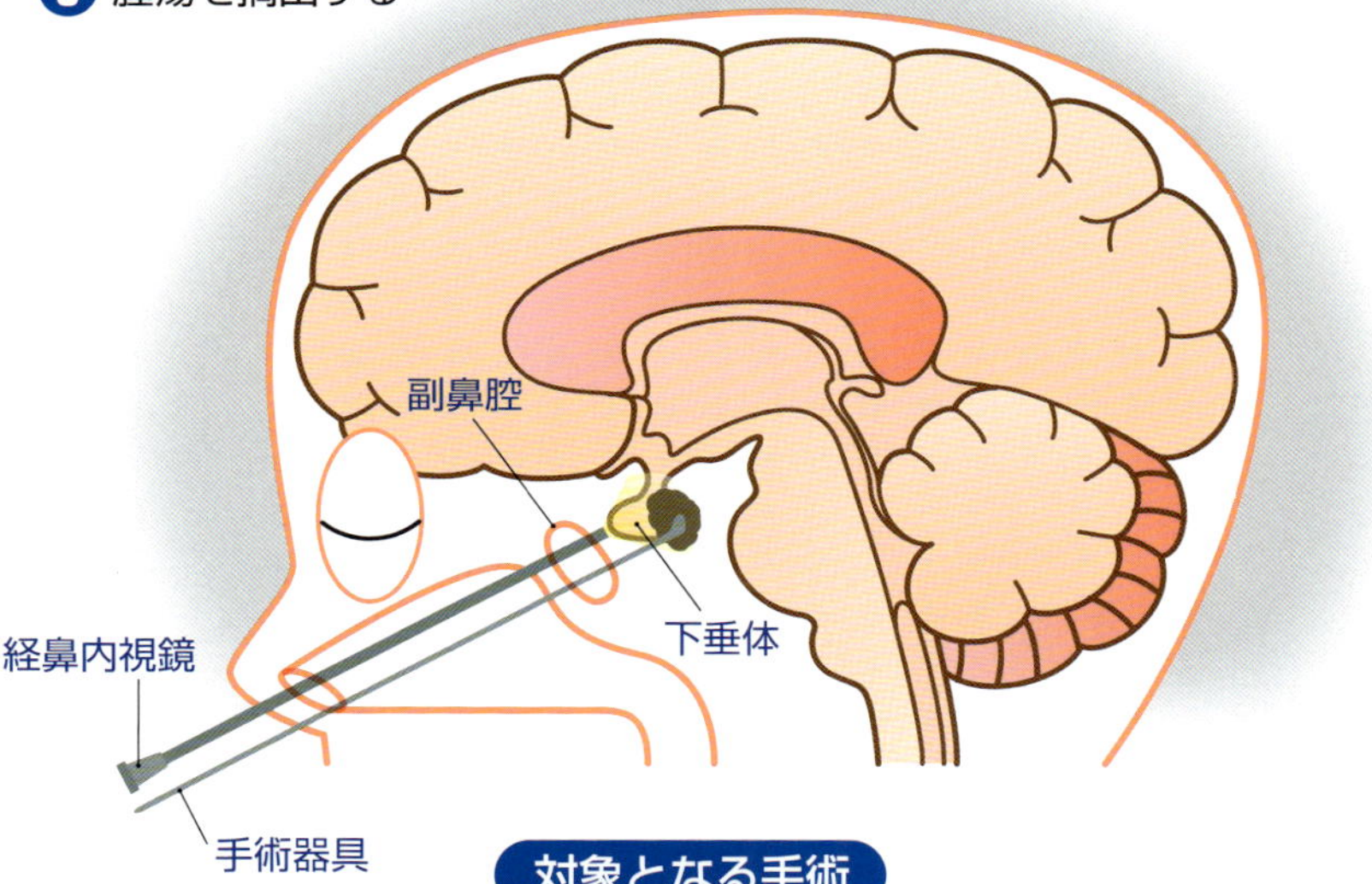

対象となる手術

- 下垂体神経内分泌腫瘍
- 頭蓋咽頭腫
- 脊索腫
- 頭蓋底にできた髄膜腫　など

内視鏡下経鼻的腫瘍摘出術のメリット

- 鼻からのアプローチなので、脳に触れずに腫瘍に到達することができる
- 腫瘍を確実かつ安全に摘出できる可能性が高く、より根治を目指すことができる
- 後遺症のリスクを少なくすることができる
- 顔や頭の皮膚に傷が残らない
- 体への負担が少なく、術後の回復も早い

手術の合併症

どんな手術でも、100%安全ということはありません。脳腫瘍の手術では、脳というとりわけ重要な臓器にメスが入ります。

ほとんど問題が起こらずにすむ場合もありますが、多様な合併症のリスクがあることを十分に理解しておく必要があります。

まず1つが、出血です。手術は出血がないことを確認して終了しますが、術後に血圧が上がって出血が起こることがあります。また、脳腫瘍の周囲に発達した新生血管はもろく、破れやすい傾向があります。

いずれも頭蓋内で出血が起こると逃げ場がなく、たまった血液が血腫という塊をつくり、脳を圧迫します。

意識がはっきりしなくなったり、手足の麻痺など新たな症状が現れたときは、血腫を取り除き、出血を止めるための緊急手術が必要になります。

腫瘍に圧迫されていた脳は、それだけでも浮腫が生じています。腫瘍を摘出することによって周囲の血流が変化すると、この浮腫がさらに強くなることがあります。頭蓋内圧を下げるための緊急手術が必要になることもあるので、注意が必要です。

術中、腫瘍の切除は慎重に慎重を重ねて行われますが、血管や神経を障害してしまう恐れがないとはいえません。障害された部位の機能低下による新たな症状が現れたり、これまでの症状が悪化したりすることもあるということです。

また、脳を露出させた状態で行う手術が長時間に及ぶと、細菌感染のリスクも高くなります。抗生物質を用いて感染予防をはかりますが、防ぎきれず、髄膜炎や脳炎を発症することがあります。

そのほかにも、開頭手術の術後にけいれん発作（てんかん）を生じることがあります（102頁）。

術後に起こるかもしれない合併症

出血

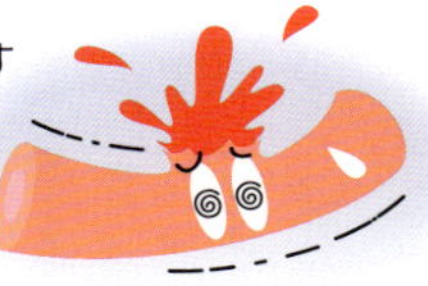

- 術中の出血はしっかり止血し、出血がないことを確認して手術を終了するが、術後に血圧が上がって出血することがある
- とくに悪性度の高い腫瘍の周囲には、腫瘍を養うための新生血管が発達している。この新生血管は異常にもろく、破れやすいため、術後に出血が起こることがある
- 頭蓋内で出血が起こると逃げ場がなく、血腫となり、脳を圧迫する
- 意識がはっきりしない、手足の麻痺など、新たな症状が現れた場合は、血腫を取り除き、出血を止めるための緊急手術が必要になることがある

脳浮腫

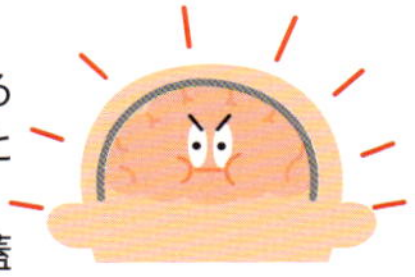

- 腫瘍に圧迫された脳は、ただでさえ浮腫が生じている。腫瘍を摘出することによって、周囲の脳の血流が変化すると浮腫がさらに強くなることがある。
- 麻痺や意識障害など脳浮腫による新たな症状が出てきたときは、頭蓋内圧を下げるための緊急手術が必要になることもある

血管や神経の損傷

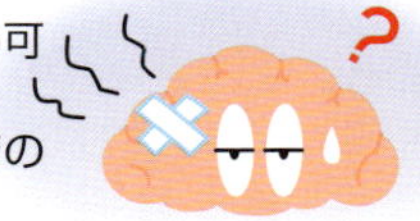

- 腫瘍の切除は慎重に行われるが、脳の血管や神経を障害してしまう可能性はゼロではない
- 障害された部位の機能低下による新たな症状が現れたり、これまでの症状が悪化したりすることもある

感染

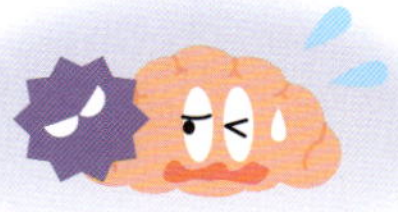

- 脳を露出させた状態で行う手術が長時間に及ぶと、細菌感染のリスクも高くなる
- 抗生物質を用いて感染予防をはかるが、防ぎきれず、髄膜炎や脳炎を発症することがある

けいれん発作

- 手術による脳へのダメージから、けいれん発作を生じることがある
- 術後に生じたけいれん発作は、継続してくり返すことは少ない

こんな症状が現れたら要注意！

- 強い頭痛が続く
- 意識がはっきりしなくなる
- 手足の麻痺
- 記憶障害や失語、感覚障害
- 視野視力障害、聴力障害
- けいれん発作を起こした

など

放射線療法で腫瘍細胞にダメージを与える

手術で取り残した腫瘍細胞に効果を発揮する

放射線療法とは、放射線のエネルギーを利用して腫瘍細胞にダメージを与える治療法です。放射線の影響は照射した部位に限られるので、全身への負担が少なく、高齢者や体力のない患者さんでも治療可能です。

放射線療法の対象となるのは、おもに手術で腫瘍を完全に取りきれなかった場合です。とくに悪性脳腫瘍は正常な組織との境界が曖昧で、すべて摘出できたように見えても、多くの場合で腫瘍細胞が残っています。病理診断で悪性と診断された場合は、術後に放射線療法を行います。一方、良性脳腫瘍でも、手術で取りきれなかった場合には、放射線療法が根治や再発予防に大きな役割を果たすことがあります。

また、小さな腫瘍が頭蓋内に多発している場合や、高齢者や全身の健康状態が悪化している場合など、そもそも手術が困難なケースや、中枢神経系原発悪性リンパ腫のように手術で摘出することにあまり意味をなさないものに対しては、放射線療法や化学療法が治療の主軸となります。

放射線治療には、照射範囲や照射技術などによってさまざまな方法があります。例えば、正常組織との境界が曖昧なものや、腫瘍細胞が広範囲に散らばっているような場合は、ある程度広めに照射する必要があります。しかし、境界がはっきりしているものに対しては、できるだけピンポイントで照射すべきです。脳全体に照射する必要があるのか、腫瘍のある部位に限定すべきなのか、また放射線を当てる量（線量＝Gy）や回数についても、患者さんの病状、年齢や全身状態などを考慮したうえで、綿密に計画を立てて治療が行われます。

放射線治療の種類

放射線の種類

- 放射線療法に用いられるおもな放射線は、電磁波である「X線」「ガンマ線」「電子線」
- 一般的には、高エネルギーのX線を照射する「リニアック（直線加速器）」という装置がよく用いられている
- 「陽子線」や「重粒子線」といった粒子線を用いる治療もある（120頁）

照射範囲による放射線治療の種類

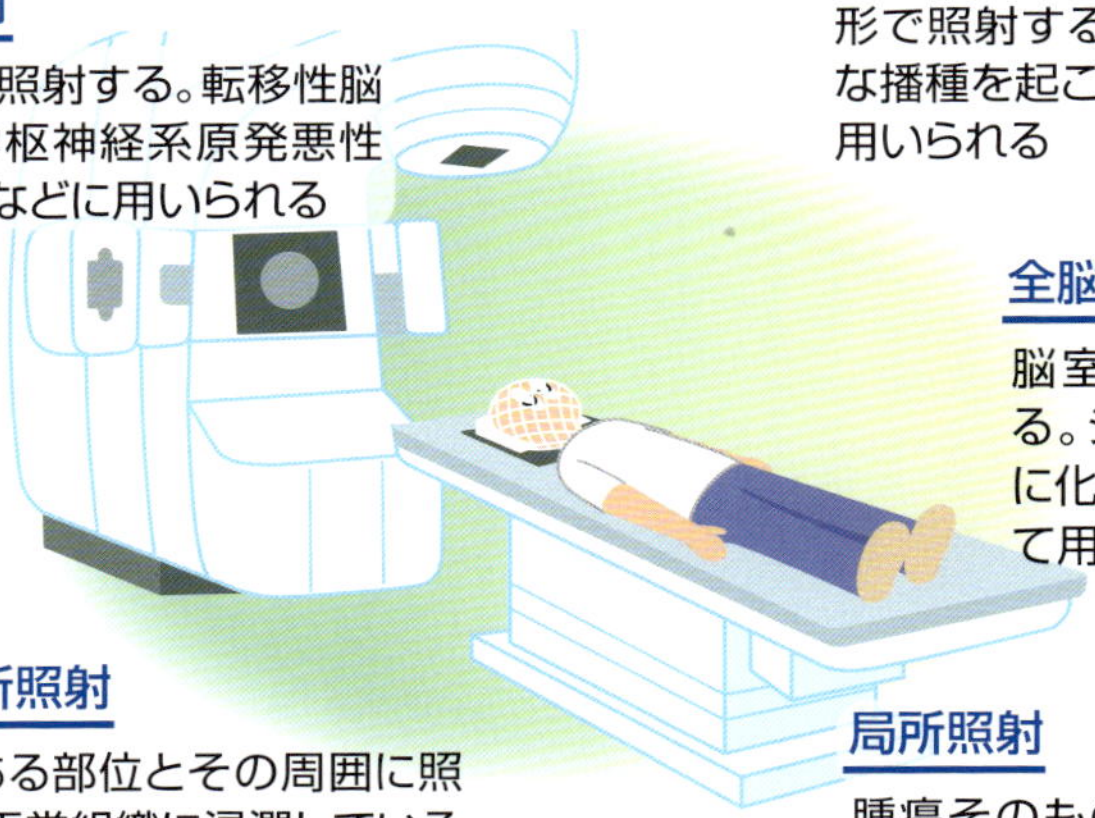

全脳照射

脳全体に照射する。転移性脳腫瘍や中枢神経系原発悪性リンパ腫などに用いられる

全脳全脊髄照射

脳と脊髄を十分に包むような形で照射する。髄芽腫のような播種を起こしやすいものに用いられる

全脳室照射

脳室全体に照射する。ジャーミノーマに化学療法と併用して用いられる

拡大局所照射

腫瘍のある部位とその周囲に照射する。正常組織に浸潤している可能性が高い場合に用いられる

局所照射

腫瘍そのものに対して照射する。正常組織との境界が明瞭な場合に用いられる

放射線を当てる量と回数

- 放射線量は「Gy（グレイ）」という単位で表す
- 神経膠腫は1日2Gyを20～30回（総線量＝40～60Gy）などという照射方法になる（分割照射という）
- 腫瘍の種類や患者さんの年齢などによって総線量、1日の線量や分割の回数が違ってくる
- 乳児や小児の場合は、1日1Gyや1.6Gyなど低い1日線量を用いることもある
- 1回の治療で大量の放射線を照射して腫瘍を狙い撃ちする方法もある（次頁参照）

ピンポイントで腫瘍を叩く「定位放射線照射」

「定位放射線照射」とは、大量の放射線を多方向から腫瘍に集中して照射する方法です。ピンポイントで腫瘍を叩くことで、正常組織への影響を最小限に抑えつつ、腫瘍に大きなダメージを与えることができます。焦点を絞って大量の放射線を照射するため、おもに3㎝以下の小さな腫瘍で、正常組織との境界がはっきりしているものが対象となります。

定位放射線照射には、大量の放射線を数回に分けて照射する「定位放射線治療（SRT）」のほかに、1回で非常に大量の放射線を照射する「定位手術的照射（SRS）」という方法があります。1回の治療で腫瘍を一気に叩くため、その名の通り、手術的な位置づけとなる治療といえます。

定位手術的照射には、「ガンマナイフ」や「サイバーナイフ」などといった装置が用いられます。ガンマナイフは、約200方向から発せられるガンマ線のビームを、1点に集めて照射する放射線照射装置です。照射に際しては、金属のフレームを頭蓋骨に固定することでズレを防止します。1本1本のビームは微弱ですが、腫瘍に向けて正確に集中して照射することで高い効果が得られ、正常組織への影響も最小限に抑えることができます。

一方、サイバーナイフは、超小型のX線照射装置を産業用ロボットに取り付けたものになります。非常に精密な動きをする産業用ロボットの特徴を活かして、さまざまな方向から腫瘍を狙い撃ちにします。

定位手術的照射は、開頭せずに完治をめざせる画期的な治療法として期待される面もありますが、適応となるのはおもに転移性脳腫瘍です。髄膜腫や下垂体神経内分泌腫瘍、聴神経腫瘍などの良性脳腫瘍でも定位手術的照射が選択肢にのぼる場合があるかもしれませんが、やはり第一選択は手術です。どうしても手術が困難な場合は、定位手術的照射による治療が検討されます。

腫瘍を狙うスナイパー「ガンマナイフ」と「サイバーナイフ」

ガンマナイフ

- 約200個のコバルト線源から発せられるガンマ線のビームを腫瘍に集中させて照射する
- 照射の際は、ズレを防止するために頭蓋骨を金属のフレームに固定する必要がある
- 固定は局所麻酔で行う（負担が大きいので治療は通常1回ですませる）
- 治療は通常1回（定位手術的照射）

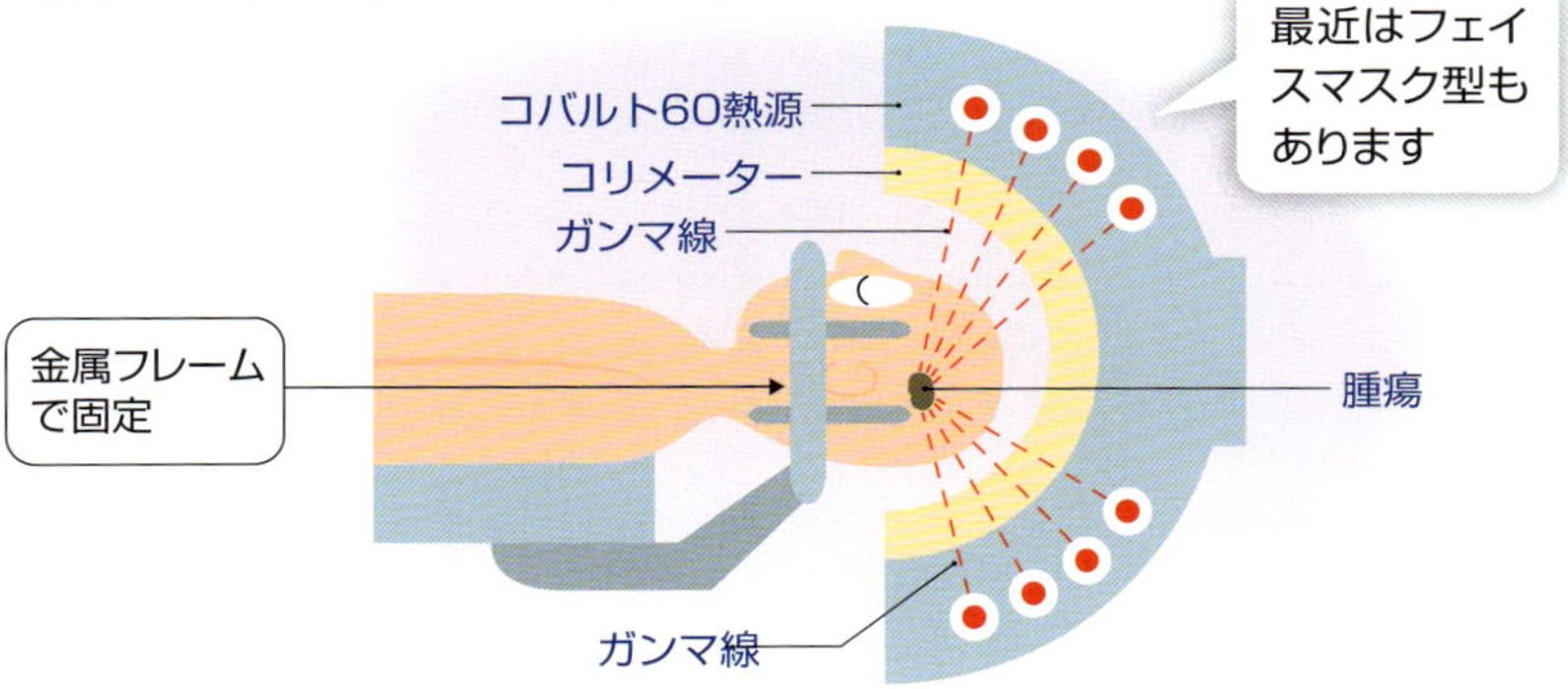

サイバーナイフ

- 超小型のX線照射装置を産業用ロボットに取り付けて照射する
- 産業用ロボットの非常に精密な動きによって、多方向から正確に腫瘍を狙い撃ちすることができる
- 簡単に着脱できるプラスチックのマスクで固定（負担が少ないので分割照射も可能）
- 1回（定位手術的照射）または3、4回（定位放射線治療）の治療になる

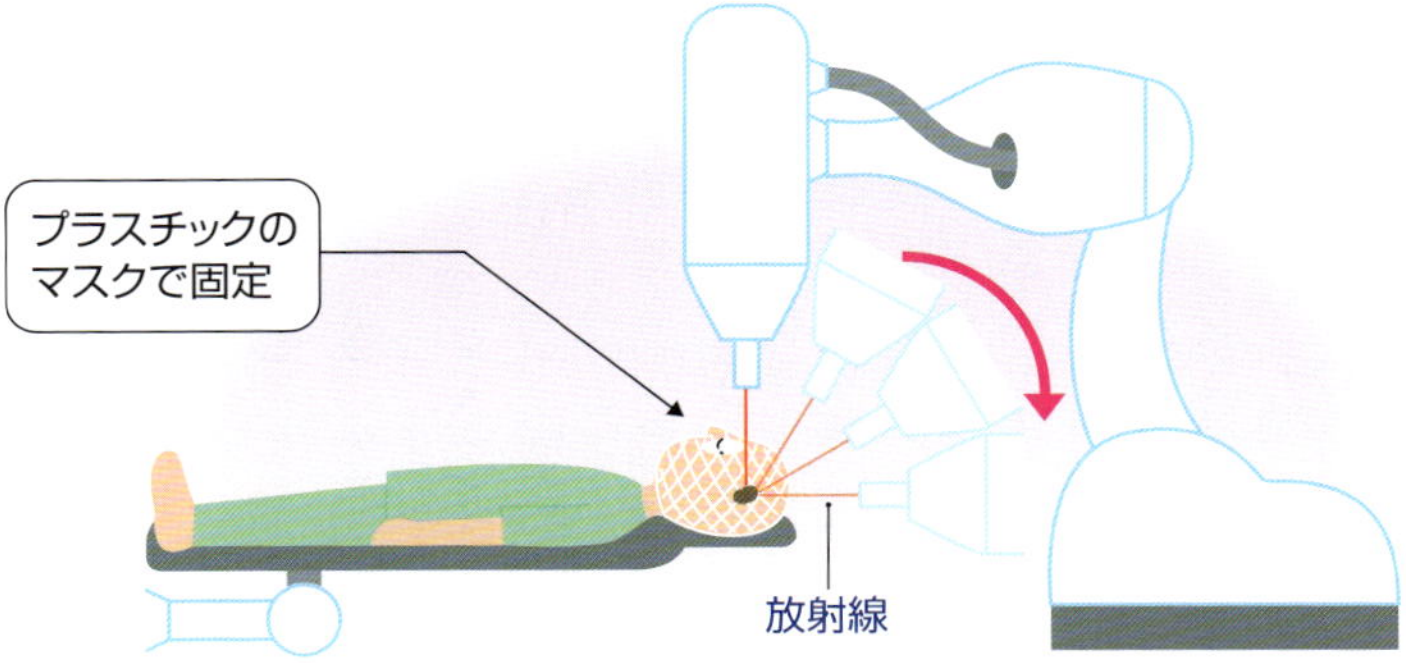

腫瘍の形状に合わせて照射する「強度変調放射線治療」

定位放射線照射は、照射する〝位置〟を腫瘍に合わせる精度をより高めた治療法ですが、近年は放射線の線量分布を腫瘍の〝形状〟に合わせ込む技術も進化しています。

「三次元原体照射（3D-CRT）」は従来の照射法で、CTやMRIの画像と専用コンピューターを使って、照射範囲を腫瘍の形状に立体的に合わせ込みます。頭蓋内にある腫瘍を三次元的にとらえた線量分布で、より正確に照射することで、正常組織への影響を少なくします。現在、最も普及している技術で、一般的な放射線治療の多くがこの照射法を用いています。

ただ、悪性脳腫瘍は凸凹のある歪《いびつ》な形をしていることが多く、三次元原体照射は腫瘍の形に合わせた線量分布が可能になる優れた技術ですが、腫瘍の凹んだ部分に食い込んでいる正常組織を避けて照射するのは困難です。そこで登場したのが、「強度変調放射線治療（IMRT）」です。

強度変調放射線治療は、三次元原体照射をさらに進化させた照射法で、単純に腫瘍の形に合わせ込むのではなく、腫瘍の中で照射する線量に強弱をつけることができます。これによって、腫瘍組織そのものには高線量を浴びせ、腫瘍に食い込んでいる正常組織への線量は低く抑えることが可能になります。さらに、腫瘍そのものに高線量を浴びせつつ、その周囲に柔らかく照射するといったこともできるので、浸潤性の高い悪性脳腫瘍や、転移性脳腫瘍が多発しているような症例にも、安全かつ高い効果が期待できます。

また、強度変調放射線治療には、直線加速器を回転させながら行う「強度変調回転放射線治療（VMAT）」という照射法もあります。この照射法の大きなメリットは治療時間の短縮で、患者さんの負担軽減につながります。

より安全に高い効果を狙う新しい照射法

三次元原体照射（3D-CRT）

メリット

- 照射範囲を腫瘍の形状に立体的に合わせ込み、頭蓋内にある腫瘍を三次元的にとらえた線量分布をつくることができる
- より正確に照射することで、正常組織への影響を少なくできる。従来の照射法で、現在、最も広く普及している

デメリット

- 歪な形の腫瘍の凹んだ部分に食い込んでいる正常組織を避けて照射するのは困難

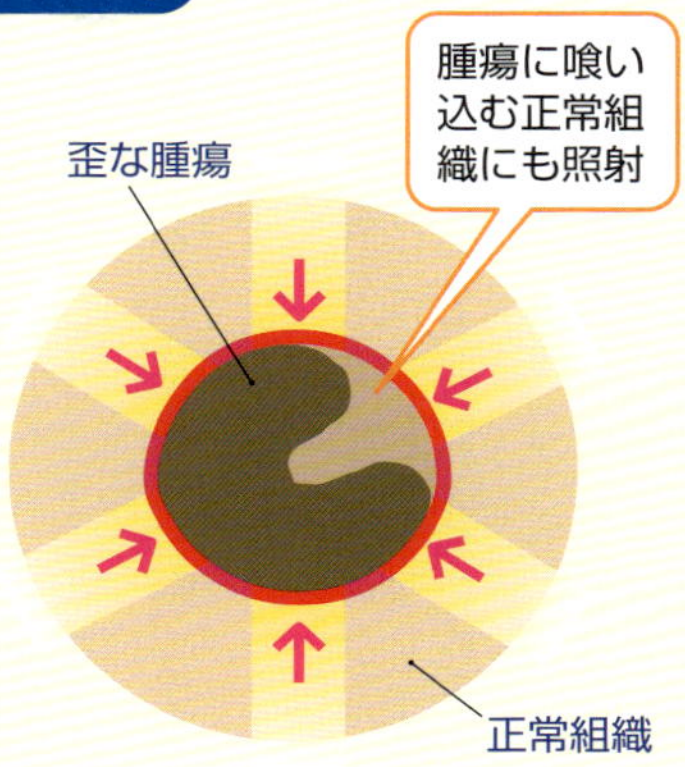

このデメリットを克服し、さらに進化したものが……

強度変調放射線治療（IMRT）

- 単純に腫瘍の形に合わせ込むのではなく、腫瘍の中で照射する線量に強弱をつけることができる
- 腫瘍組織そのものには高線量を浴びせ、腫瘍に食い込んでいる正常組織への線量は低く抑えることが可能
- 腫瘍そのものに高線量を浴びせつつ、その周囲に柔らかく照射するといったこともできる
- 浸潤性の高い悪性神経膠腫や、転移性脳腫瘍が多発しているような症例にも、安全かつ高い効果が期待できる

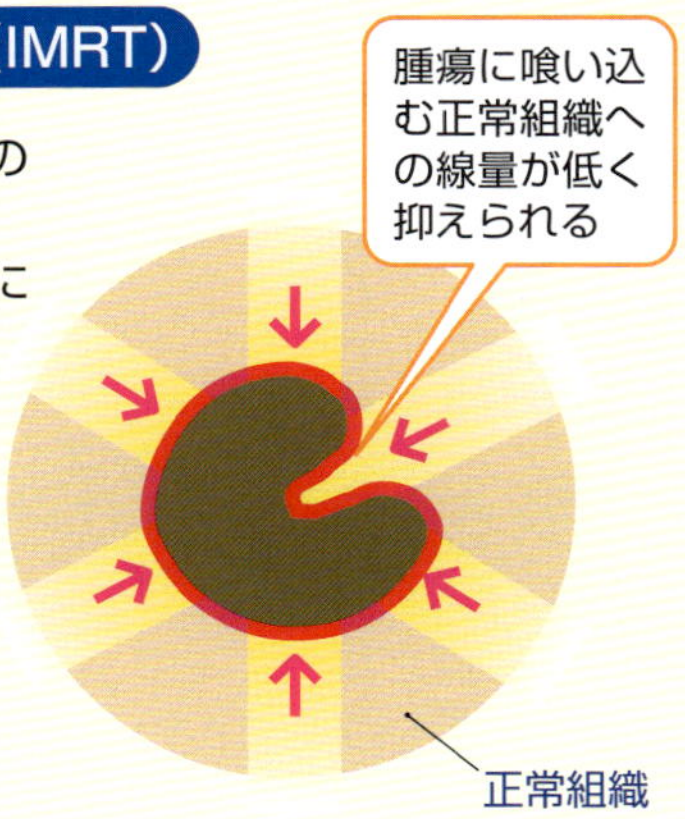

強度変調回転放射線治療（VMAT）

- IMRTの一つで、直線加速器を回転させながら行う
- 治療時間が短縮されるので、患者さんの負担軽減につながる

その他の放射線種を用いた治療もある

「粒子線治療」とは、放射線のなかでも、水素や炭素の原子核を加速させた「粒子線」を用いる治療法です。水素の原子核を使用した陽子線を用いるものを「陽子線治療」、炭素の原子核を使用した炭素イオン線を用いるものを「重粒子線治療」といいます。

従来の放射線治療で使われるX線は、体の表面近くでエネルギーが最大となり、その後は次第に減衰し、病巣に到達しても止まらず体を突き抜けていきます。脳の奥深くにできた腫瘍に十分なX線を照射しようとすると、腫瘍の手前の正常組織により多くの放射線が照射されることになり、腫瘍を通りすぎた部位にも引き続き放射線が照射されます。正常組織を守ることと、腫瘍を叩くことのバランスを考えると、腫瘍を治すのに十分な量の放射線を照射できない場合が多くあるのです。

その点、粒子線はX線とは違って、体の中をある程度進んだところでエネルギーが最大になり、周囲にダメージを与えると、そこで消滅します。腫瘍部位でエネルギーが最大になるよう調整することで、より高い治療効果が得られると同時に、正常組織に与えるダメージは極力少なくできるということです。

陽子線は、部分的な照射が可能で、病巣の周囲への影響が少なく、比較的広範囲に照射することができます。

一方、重粒子線はX線の約3倍とエネルギーが強く、従来の放射線治療では破壊しにくかった腫瘍にも治療効果が期待できます。ただし、周囲の正常組織に影響を与える可能性も高くなるので、治療部位が限られます。

これら粒子線治療の適応となるのは、手術が困難な一部の脳腫瘍です。また、非常に大がかりで高価な設備が必要になるため、治療を受けられる施設は全国でも二十数カ所と限られています。

「陽子線治療」と「重粒子線治療」

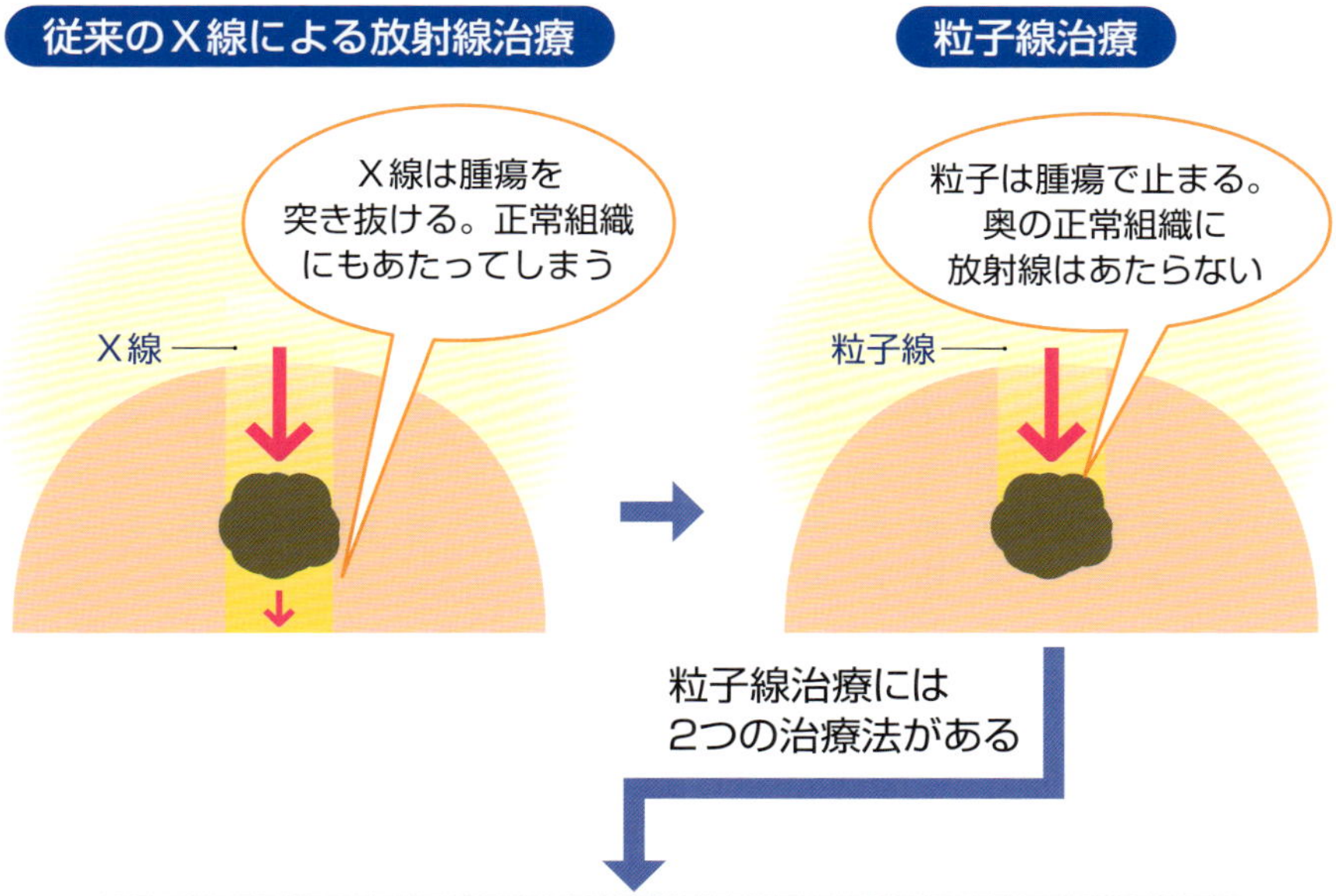
従来のX線による放射線治療
X線は腫瘍を突き抜ける。正常組織にもあたってしまう
X線
粒子線治療
粒子は腫瘍で止まる。奥の正常組織に放射線はあたらない
粒子線
粒子線治療には2つの治療法がある

陽子線治療

- 水素の原子核を加速した陽子線を用いる治療法
- 部分的な照射が可能で、病巣の周囲への影響が少なく、比較的広範囲に照射することができる

重粒子線治療

- 炭素の原子核を加速した炭素イオン線を用いる治療法
- 適応は、頭蓋底腫瘍（脊索腫、悪性髄膜腫など）
- 治療効果はX線の約3倍
- 従来の放射線治療では破壊しにくかった腫瘍にも治療効果が期待できる
- ただし、周囲の正常組織に影響を与える可能性も高くなるので、治療部位が限られる場合がある

放射線療法の副作用

放射線療法は全身への負担が少ない治療法とされていますが、照射した部位には副作用が生じることがあります。放射線の影響は、定位照射であれば照射した部位とその周囲に、全脳照射であれば脳全体に影響が及びます。

放射線の副作用には、治療中または治療後数週間で生じる急性期の副作用と、治療後数カ月から数年経ったあとに現れる晩期の副作用があります。急性期の副作用としては、食欲低下や吐き気、体がだるい、頭が重いなどと訴える人が少なくありません。これは、「放射線宿酔《しゅくすい》」といって、放射線治療後に起こる特有の症状です。数週間で回復することが多いのですが、症状がつらい場合は吐き止めや副腎皮質ホルモン薬（ステロイド薬）を用います。

また、急性期には、ほぼ全員に脱毛が起こります。脱毛は放射線を照射した部位に起こるので、全脳照射では頭全体に起こります。定位照射で照射する線量が少なければ、脱毛しない人もいます。放射線による脱毛は、多くが数カ月で生えはじめ、1年もするとほぼ元に戻ります。

放射線を照射した部位に皮膚炎を生じたり、皮膚炎の延長として中耳炎や外耳炎を生じることもありますが、これらは塗り薬や点耳薬で対処します。

晩期の副作用は、生じる症状は物忘れや認知機能低下、歩行障害、聴力低下など、照射した部位によって大きく異なります。脳卒中の危険性があがることも知られています。また、治療後半年以上経過した晩期には、「放射線脳壊死」といって、脳の一部に壊死が起こることがあります。壊死した部位の周辺には浮腫が生じ、けいれんや麻痺が起こることもあります。治療には副腎皮質ホルモン薬が用いられますが、壊死が広範囲に及ぶ場合などは、壊死部分を摘出する手術を行う場合があります。

「急性期の副作用」と「晩期の副作用」

急性期の副作用

治療中または
治療後数週間で生じる

- ほぼ全員に脱毛
- 食欲低下、吐き気、だるい、頭が重い、乗り物酔いやお酒に酔ったような感じがする→「放射線宿酔」
- 脱毛は放射線を照射した部位に起こる
- 全脳照射では頭全体に起こるが、定位照射で照射する線量が少なければ脱毛しない人もいる
- 放射線による脱毛は多くが数カ月で生えはじめ、1年もするとほぼ元に戻る

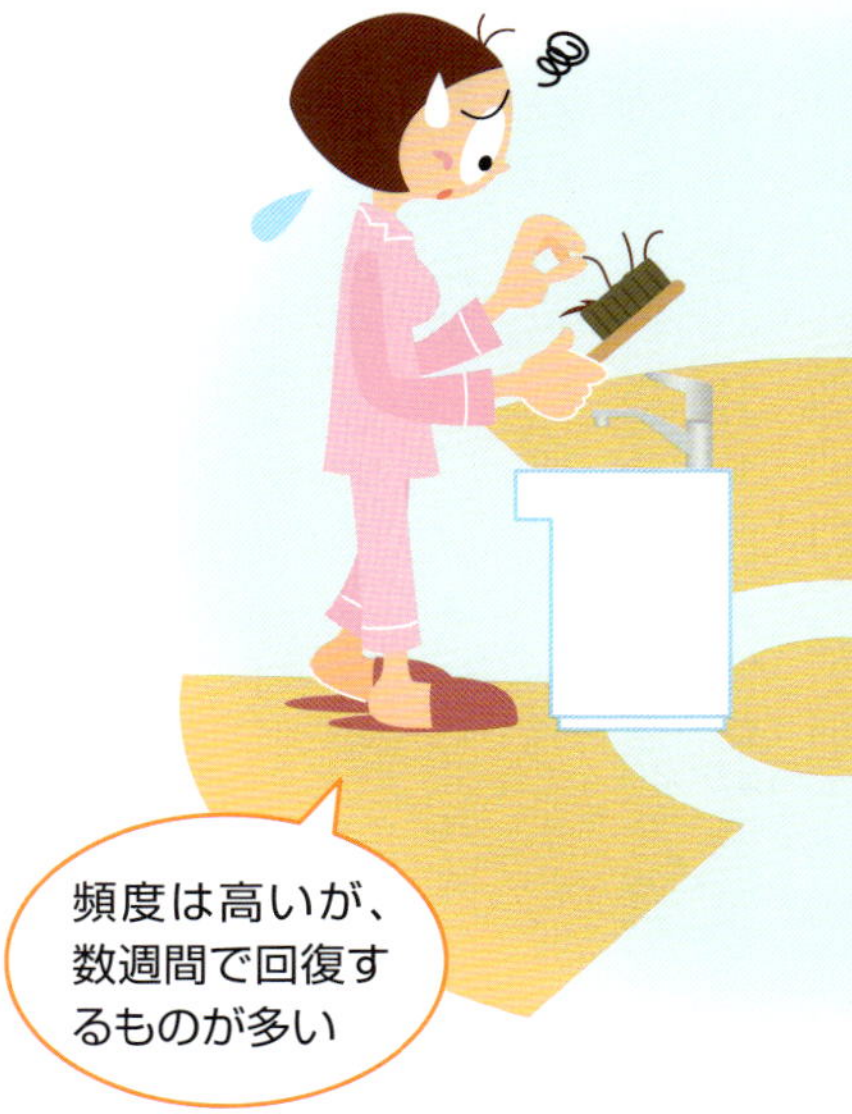
頻度は高いが、数週間で回復するものが多い

晩期の副作用

治療後数カ月から
数年経ったあとに現れる

- 照射した部位によって、症状は大きく異なる
- 物忘れ、認知機能低下、歩行障害、聴力低下、脳卒中など
- 脳の一部に壊死が起こる「放射線脳壊死」が起こることがある
- 放射線脳壊死は、治療後半年以上経過したあとに起こることが多い
- 壊死した周辺には浮腫が生じ、脳が圧迫されてけいれんや麻痺などが起こることもある

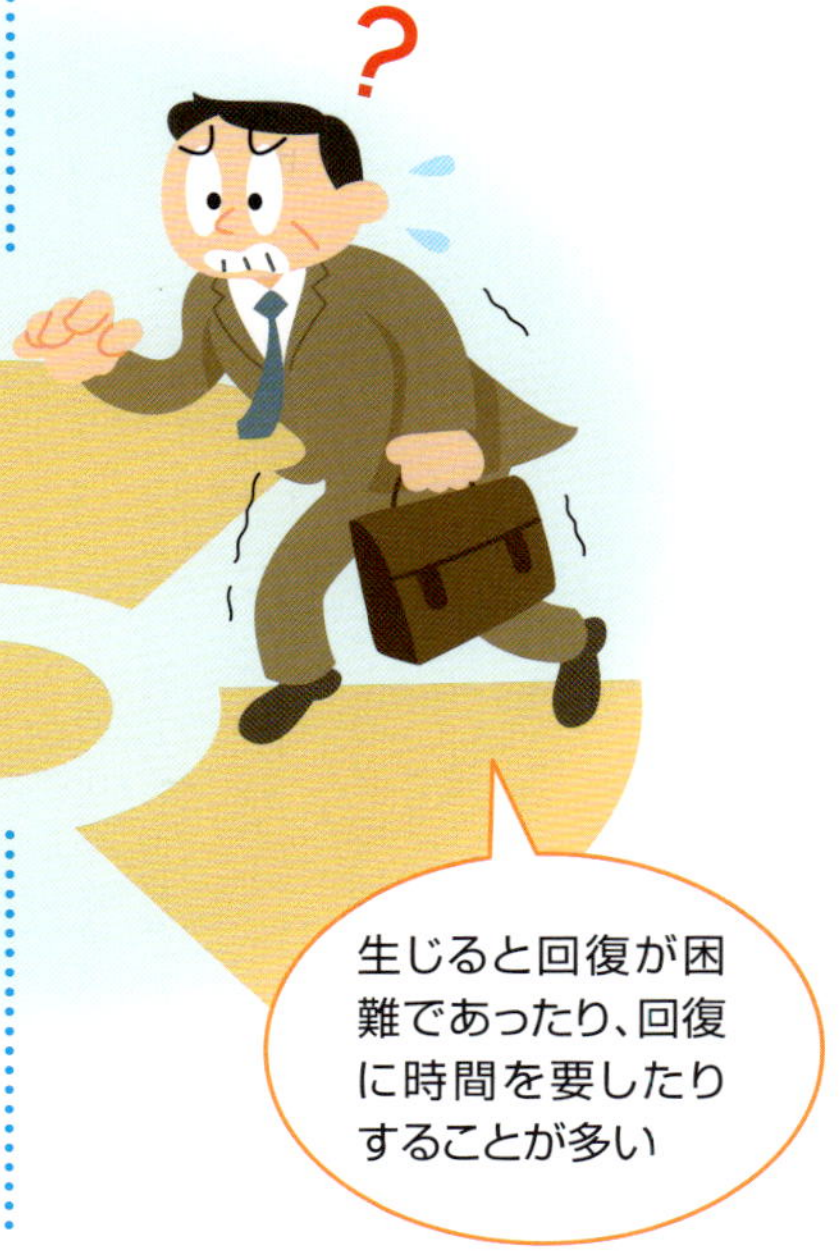
生じると回復が困難であったり、回復に時間を要したりすることが多い

浸潤しようとする腫瘍細胞を抑える薬物療法

細胞障害性抗がん薬

脳腫瘍における薬物療法は、おもに術後の補助療法として行われます。悪性度の高い脳腫瘍は、正常な組織との境界が曖昧で、周囲に浸み込むように広がります。手術で完全に摘出することが難しく、取り切れたように見えても、腫瘍細胞が残っている場合がほとんどです。そのため、薬物療法は悪性脳腫瘍に対して、手術で腫瘍を取り切れなかった場合に放射線療法と併用して行うのが一般的です。

ただし、中枢神経系原発悪性リンパ腫や胚細胞腫瘍などは、薬物治療への反応がよいため薬物療法をメインに治療を進めることになります。また、良性脳腫瘍には原則的に薬物療法は用いられませんが、下垂体神経内分泌腫瘍の一種であるプロラクチン産生腫瘍は、ドーパミン作動薬と呼ばれる薬による薬物療法が第一選択となります。

悪性脳腫瘍の薬物療法で主軸となるのは「細胞障害性抗がん薬」、いわゆる「抗がん薬」です。抗がん薬は、腫瘍細胞が分裂・増殖する仕組みの一部を阻害することで腫瘍細胞を攻撃します。

抗がん薬にはさまざまな種類があり、脳腫瘍の種類によって有効なものを選んで用います。例えば、悪性神経膠腫（グリオーマ）によく用いられるのは、「テモゾロミド」と呼ばれる抗がん薬です。テモゾロミドはカプセルに入った内服薬で、一般的な抗がん薬に比べて副作用が少ないのが特徴です。内服が難しい患者さんには、点滴投与することもできます。中枢神経系原発悪性リンパ腫に対しては、「メトトレキサート」を大量に投与する療法が標準治療として確立されています。また、脳腫瘍の種類によっては、複数の抗がん薬を併用する場合もあります。

脳腫瘍に用いられる「細胞障害性抗がん薬」

「細胞障害性抗がん薬」を用いる薬物療法は「化学療法」と呼ばれる。腫瘍細胞が分裂・増殖する仕組みの一部を阻害することで、腫瘍細胞を攻撃。さまざまな種類があり、脳腫瘍の種類によって有効な抗がん薬は異なる。抗がん薬は、単独で用いる場合、大量に用いる場合、複数の抗がん薬を組み合わせて用いる場合などがある

おもな「細胞障害性抗がん薬」

種 類	薬剤名	対象となる脳腫瘍の種類
アルキル化薬	ニムスチン	悪性神経膠腫など
	カルムスチン	悪性神経膠腫など
	テモゾロミド	悪性神経膠腫など
	イホスファミド	胚細胞腫瘍など
	プロカルバジン	悪性神経膠腫など
白金製剤	シスプラチン	胚細胞腫瘍など
	カルボプラチン	胚細胞腫瘍など
代謝拮抗薬	メトトレキサート	中枢神経系原発悪性リンパ腫など
植物アルカロイド	ビンクリスチン	悪性神経膠腫など
	エトポシド	胚細胞腫瘍など

〈膠芽腫（グレード4の悪性神経膠腫）の化学療法の例〉

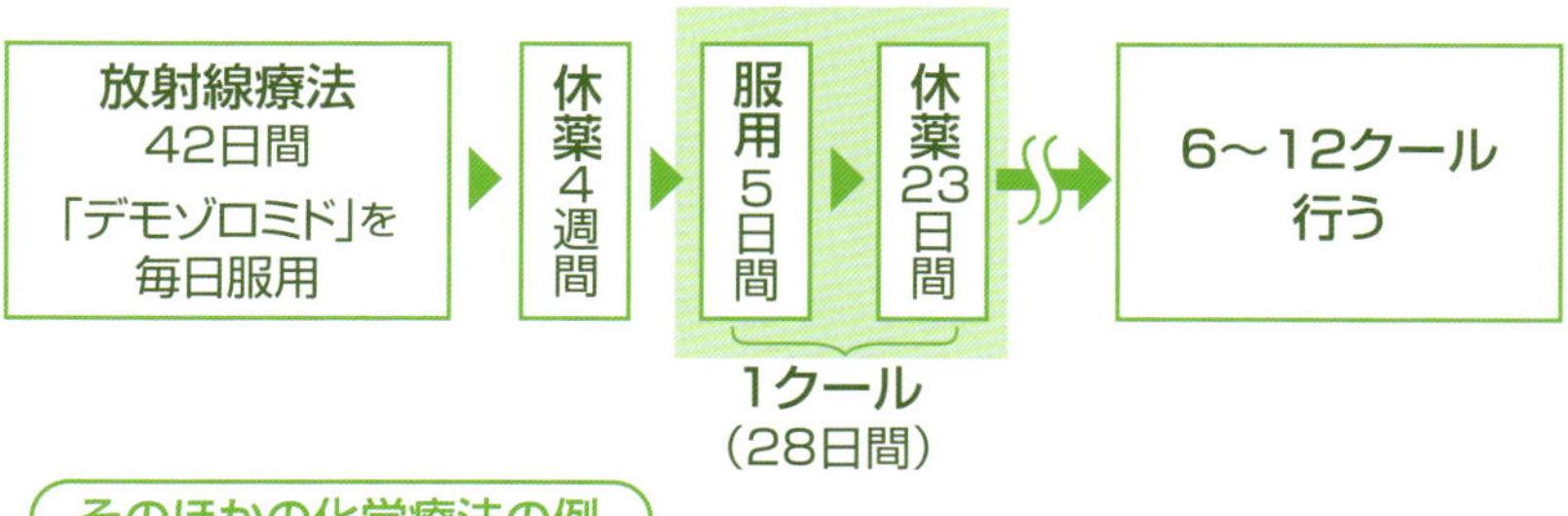
放射線療法
42日間
「デモゾロミド」を
毎日服用
休薬4週間
服用5日間
休薬23日間
6～12クール
行う
1クール
（28日間）

そのほかの化学療法の例

- 「メトトレキサート」を大量に投与する「メトトレキサート大量療法」（中枢神経系原発悪性リンパ腫など）
- 「カルボプラチン」と「エトポシド」を併用する「CARE化学療法」（胚細胞腫瘍など）
- 「イホスファミド」「シスプラチン」「エトポシド」を併用する「ICE化学療法」（胚細胞腫瘍など）

分子標的薬

脳腫瘍の薬物療法では、「分子標的（治療）薬」と呼ばれる薬を用いる場合もあります。分子標的薬とは、病気の原因となっている特定の分子にだけ作用するようにつくられた治療薬のことです。従来の抗がん薬は腫瘍細胞を攻撃する一方で、正常な細胞に対しても毒性を示すため、さまざまな副作用による身体的な負担が大きな問題でした。分子標的薬は、正常細胞は影響を受けにくく、副作用の軽減が期待できる薬といえます。

脳腫瘍では、膠芽腫をはじめとする悪性神経膠腫（グリオーマ）に対して「ベバシズマブ」、中枢神経系原発悪性リンパ腫に対して「チラブルチニブ」という分子標的薬を用いることがあります。

ベバシズマブが標的とするのは、「血管内皮増殖因子（VEGF）」と呼ばれるタンパク質です。増殖が盛んな悪性腫瘍は、栄養を運ぶたくさんの血液を必要とします。そこで、腫瘍細胞はVEGFという〝指令〟を放出し、腫瘍細胞専用の新しい血管（新生血管）をつくり出します。ベバシズマブは、VEGFの働きを阻害することで、新生血管がつくられるのを阻止し、腫瘍細胞を栄養不足に陥らせるのです。いわば〝兵糧攻め〟にすることで、腫瘍を縮小させると考えられています。なお、ベバシズマブには、腫瘍細胞そのものを直接攻撃する作用はないので、通常は放射線療法や抗がん薬（テモゾロミド）と併用して用いられます。

一方、チラブルチニブは、がん化したB細胞に直接作用します。B細胞とは、血液中のリンパ球の1つです。中枢神経系原発悪性リンパ腫はB細胞ががん化する病気で、B細胞の中にあるブルトン型チロシンキナーゼ（BTK）と呼ばれる酵素が、がん化を促進しています。チラブルチニブが標的とするのは、このBTKです。BTKの働きを阻害することで、がん化したB細胞の増殖を抑えます。

「ベバシズマブ」と「チラブルチニブ」

分子標的薬とは…

特定の分子にだけ作用するようにつくられた治療薬。正常細胞は影響を受けにくいため、副作用の軽減が期待できる

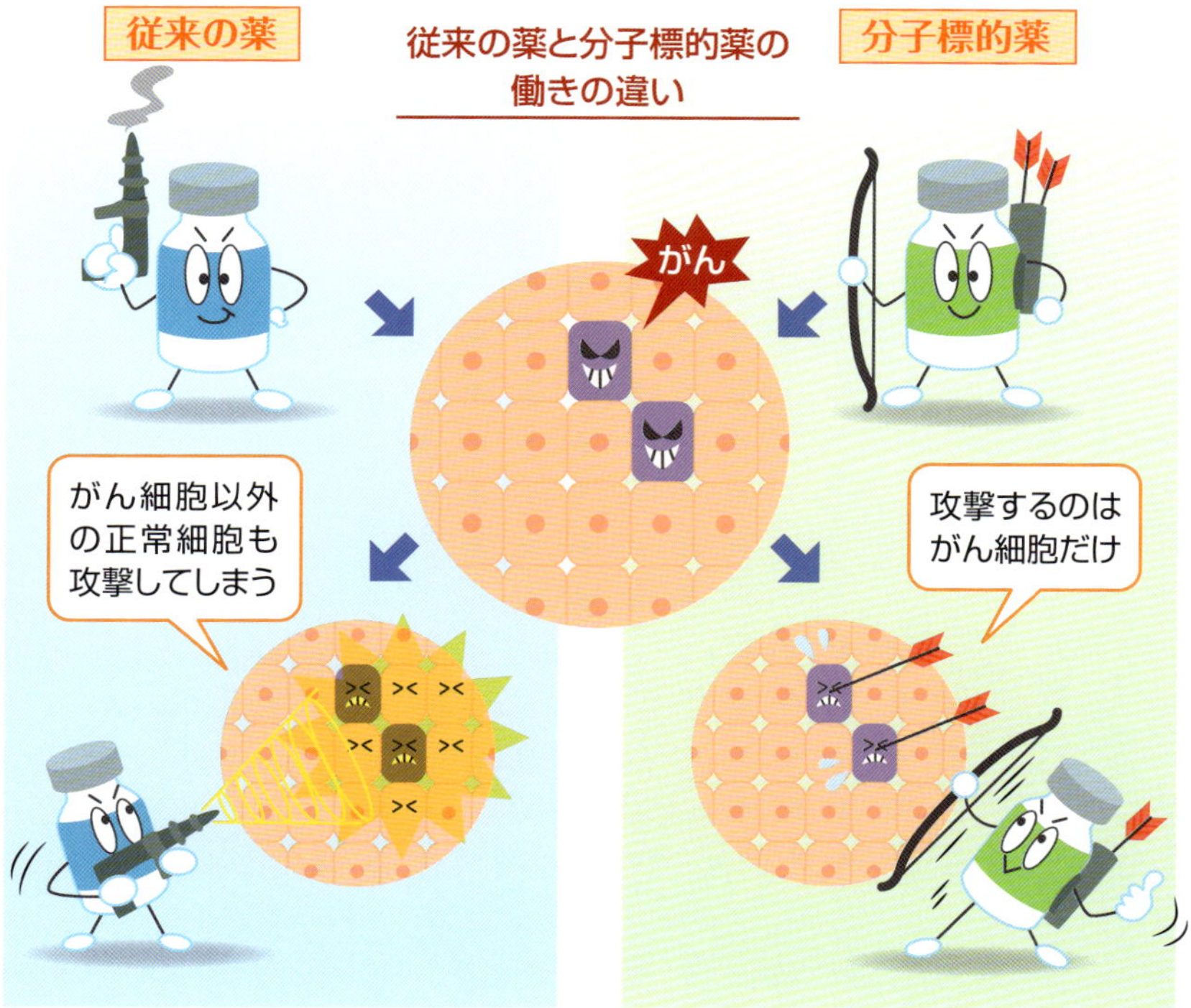

ベバシズマブ

［対象］膠芽腫をはじめとする悪性神経膠腫
［作用］腫瘍細胞に血液を供給する新生血管がつくられるのを阻止することで腫瘍細胞を縮小させる
［投与方法］点滴投与。腫瘍細胞そのものを攻撃する作用はないので、通常は放射線療法や抗がん薬（テモゾロミド）と併用して用いられる

チラブルチニブ

［対象］再発、または前の治療で効果が得られなかった中枢神経系原発悪性リンパ腫
［作用］がん化を促進する酵素の働きを阻害することで、がん化したB細胞の増殖を抑える
［投与方法］内服。通常は単独で用いられる

脳腫瘍ウイルス療法薬

「脳腫瘍ウイルス療法薬」は、ウイルスを利用する新しい治療法です。脳腫瘍のなかでも、最も悪性度の高い膠芽腫が対象となります。

そもそもウイルスとは、病原体の一種です。病原体には、ほかにも細菌や真菌などがありますが、ウイルスはこれらとは違って細胞質を持っていません。しかし、遺伝子は持っています。細胞質を持たないウイルスは自ら増殖できないため、他の生物（宿主という）の細胞の中に入り込み（感染という）、自分の遺伝子をコピーすることで増殖するのです。ウイルスに乗っとられた宿主細胞はどうなるかといえば、がん化するか死滅してしまいます。つまり、細胞に感染し、細胞を死滅させるというウイルスの特徴を逆手にとり、悪性腫瘍の治療に利用するのがウイルス療法です。

脳腫瘍ウイルス療法薬には、腫瘍細胞のみで増殖するよう人工的に遺伝子を組み換えたウイルスが用いられています。この薬を腫瘍組織に注射すると、腫瘍細胞にウイルスが感染し、腫瘍細胞を内側から破壊します。そして、次々と周囲の腫瘍細胞に感染、増殖し、破壊していきます。もちろん、正常細胞では増殖しないので、正常細胞がダメージを受けることはありません。さらに、ウイルスに乗っとられることによって、腫瘍細胞は免疫の標的にもなります。腫瘍細胞は自分の細胞が腫瘍化したものなので、免疫は異物とは認識せず、免疫の標的になりにくいのですが、免疫がウイルスを排除する過程で腫瘍細胞を異物と認識し、腫瘍細胞も排除するようになるのです。これは、ワクチンのメカニズムと似ており、直接ウイルスに感染しなかった腫瘍細胞も免疫の力で排除することができるのです。

ただし、新しい治療法なので、この治療を受けられる医療機関はまだ限られています。治療を希望する場合は、主治医に相談してみてください。

脳腫瘍ウイルス療法薬のメカニズム

脳腫瘍ウイルス療法薬に用いられているのは、「単純ヘルペスウイルス1型」

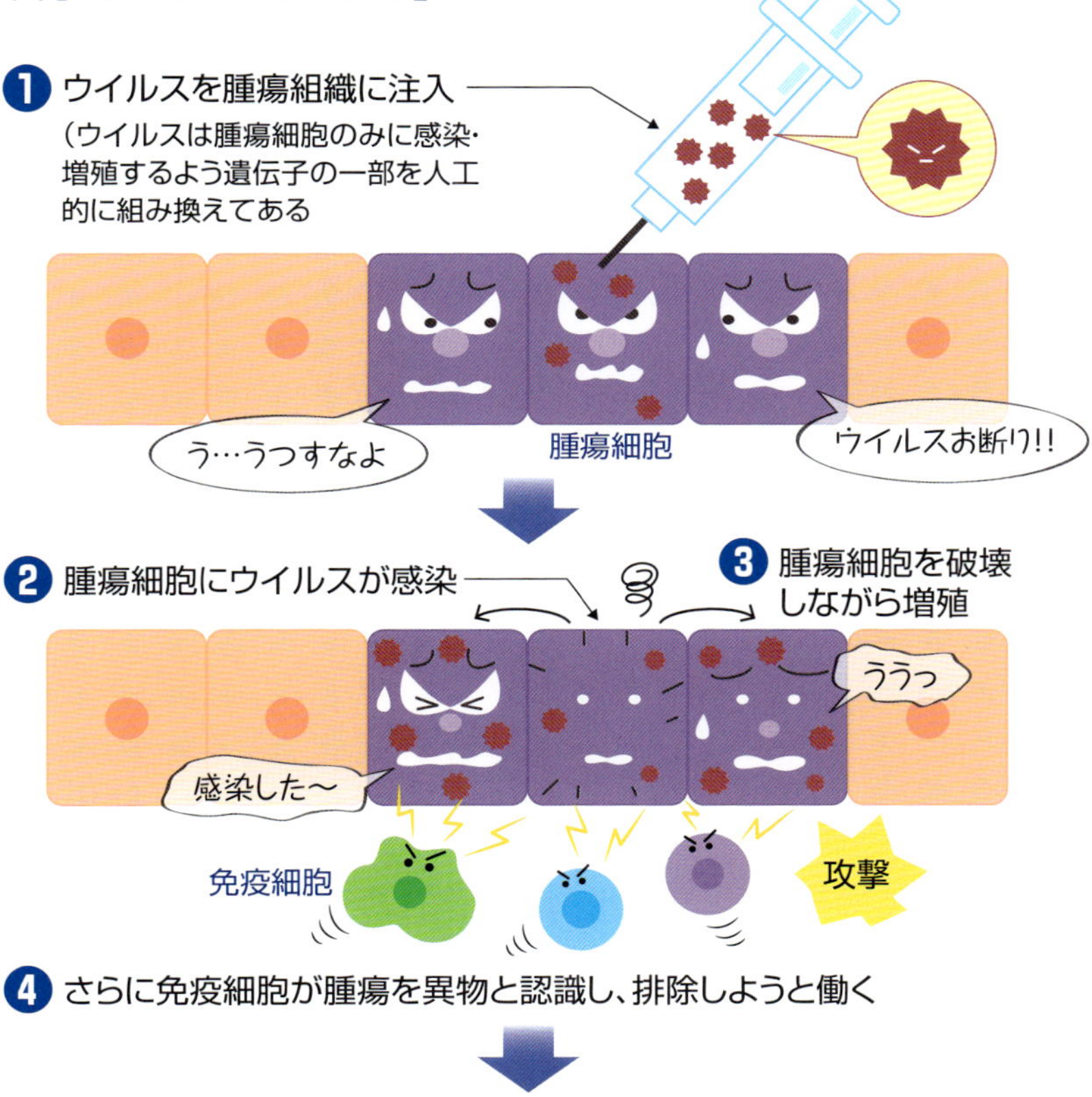

ワクチン効果で再発予防も期待できる

脳腫瘍ウイルス療法薬に用いられる「単純ヘルペスウイルス」とは…

唇やその周囲に小さな水ぶくれを生じる「口唇ヘルペス」の原因となるごくありふれたウイルス。ヒトのさまざまな種類の細胞に感染でき、細胞を破壊する力が比較的強い。なお、このウイルスに対する抗体を持っている人は多いが、抗体を持っていても治療効果は変わらない。また、このウイルスには抗ウイルス薬があるので、必要に応じて治療を中断することもできる

薬物療法による副作用

細胞障害性抗がん薬は、腫瘍細胞を攻撃する作用が強い分、正常に分裂・増殖している細胞も影響を受けるため、全身に現れるさまざまな副作用に注意が必要になります。とくに影響を受けやすいのは、胃や腸、皮膚や粘膜、毛根、骨髄など増殖が盛んな細胞です。具体的な症状としては、吐き気や嘔吐、食欲低下、便秘や下痢、皮膚の色素沈着や乾燥、口内炎、脱毛などがあります。

また、骨髄抑制は、多くの抗がん薬で起こる副作用です。骨髄は骨の中心にある組織で、赤血球、白血球、血小板といった血液成分をつくる働きを担っています。骨髄抑制とは、この血液成分をつくる能力が低下することをいいます。赤血球が減少すると貧血が、白血球が減少すると感染症が起こりやすくなり、血小板が減少すると出血しやすくなります。ただ、これらの症状は自分ではわかりにくい副作用なので、定期的に血液検査をして数値を確認します。

分子標的薬は、比較的副作用が少ないとされていますが、副作用がないわけではありません。ベバシズマブでは、頻度は低いものの、消化管穿孔《せんこう》、血栓塞栓症、開頭部位の創傷治癒遅延、脳腫瘍内出血、高血圧、タンパク尿など、重大な副作用が起こることがあります。

また、にきびのような発疹や、爪のまわりに炎症が起こる爪囲炎《そういえん》は、チラブルチニブの代表的な副作用です。重い副作用としては、重度の皮膚障害、骨髄抑制、間質性肺疾患、肝機能障害などが起こる可能性があるとされています。

副作用については、症状を軽くしたり、予防したりする薬も開発されていますが、副作用の種類や程度によっては、治療を中断せざるを得ない場合もあります。どんな副作用が起こりやすいのか、副作用が現れたときはどう対応すればよいのかなど、治療を始める前に主治医に確認しておきましょう。

細胞障害性抗がん薬のおもな副作用と発現時期

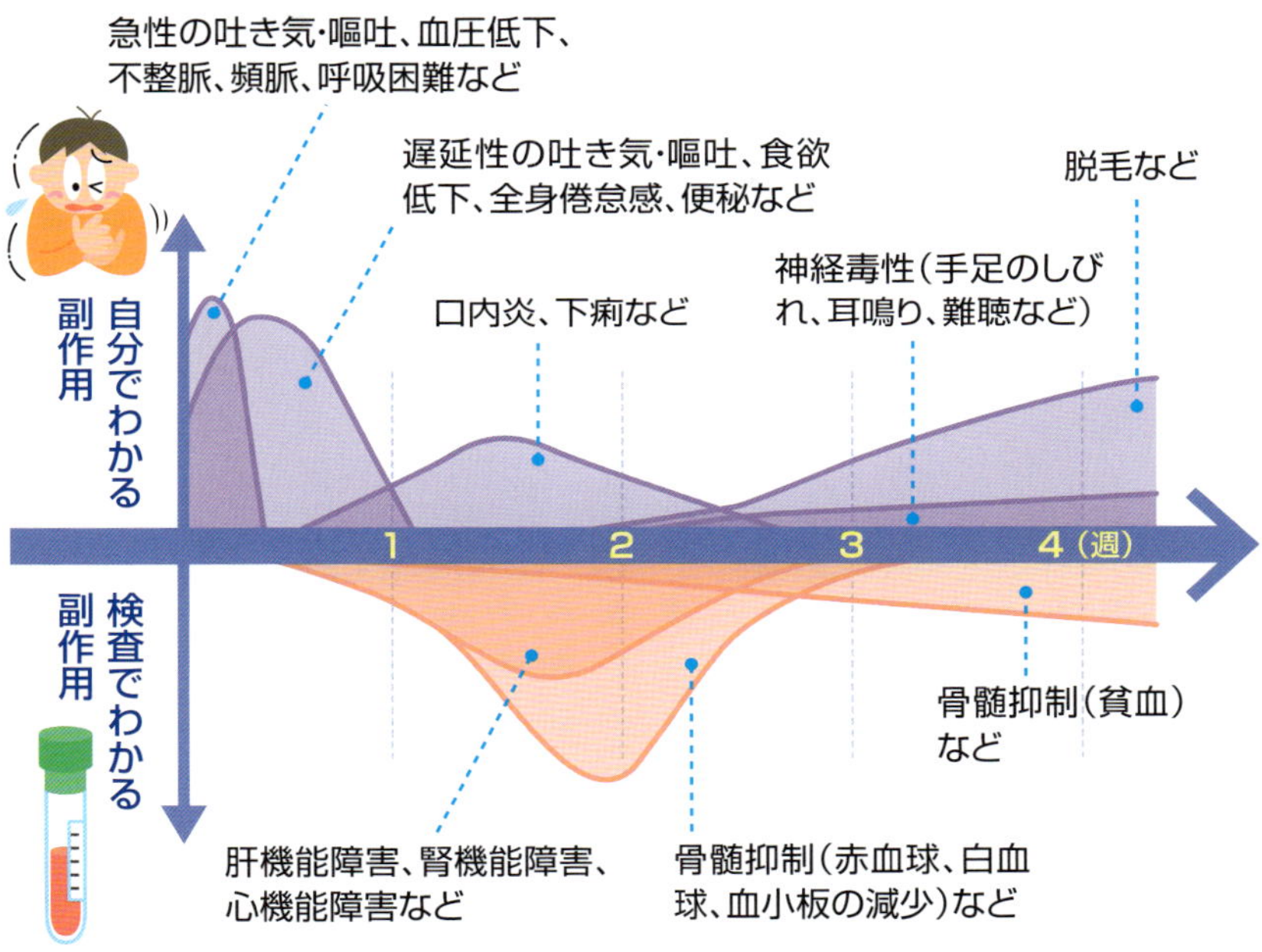

※副作用の種類や程度、頻度、発現時期については個人差があります

分子標的薬の副作用

ベバシズマブ

頻度は低いものの消化管穿孔、血栓塞栓症、開頭部位の創傷治癒遅延、脳腫瘍内出血、高血圧、タンパク尿などが起こることがある

チラブルチニブ

にきびのような発疹、爪のまわりに炎症が起こる爪囲炎などの皮膚障害のほか、骨髄抑制、間質性肺疾患、肝機能障害などが起こることがある

特殊な治療機器で行う交流電場療法

脳の外側から腫瘍を破壊する

「交流電場療法」は、放射線療法や薬物療法など、従来の治療法とはまったく異なるメカニズムで腫瘍を攻撃する新しい治療法です。悪性度が最も高い膠芽腫の初発治療が対象となります。

電場とは、電流でも磁気でもなく、電気のまわりに帯びている力のことです。交流電場療法では、弱い交流電場を脳内に発生させ、腫瘍細胞の細胞分裂を阻害し、「アポトーシス」と呼ばれる細胞死を誘導することで腫瘍細胞の増殖を抑制します。

治療機器は、「アレイ」と呼ばれるセラミック製の4枚の電極パッドと、「ジェネレーター」と呼ばれる交流電場を発生させる機器からなります。バッテリーで作動する携帯タイプの治療機器なので、自宅で日常生活を送りながら治療することができます。

具体的には、頭髪をきれいに剃った頭皮に、シール型のアレイを前後・左右4カ所に貼り、ジェネレーターと接続して脳内に交流電場をつくります。1日18時間以上、4週間以上の継続使用が推奨されており、就寝時も装着したままです。

外出時は機器本体を接続したまま、バッテリーや充電器とともにバッグに入れて携帯します。頭髪を剃らなければいけないので、抵抗がある人もいるかもしれませんが、アレイを貼った状態で帽子やウィッグ（かつら）を着用することもできます。

交流電場療法は、腫瘍細胞のみに作用し、脳や全身の正常な細胞には影響を与えません。アレイの貼付箇所に皮膚炎を生じることがありますが、局所的な対応や治療を一時中断することで対処できます。従来の治療法に比べて、体への負担が極めて少ない治療法といえます。

交流電場療法の仕組み

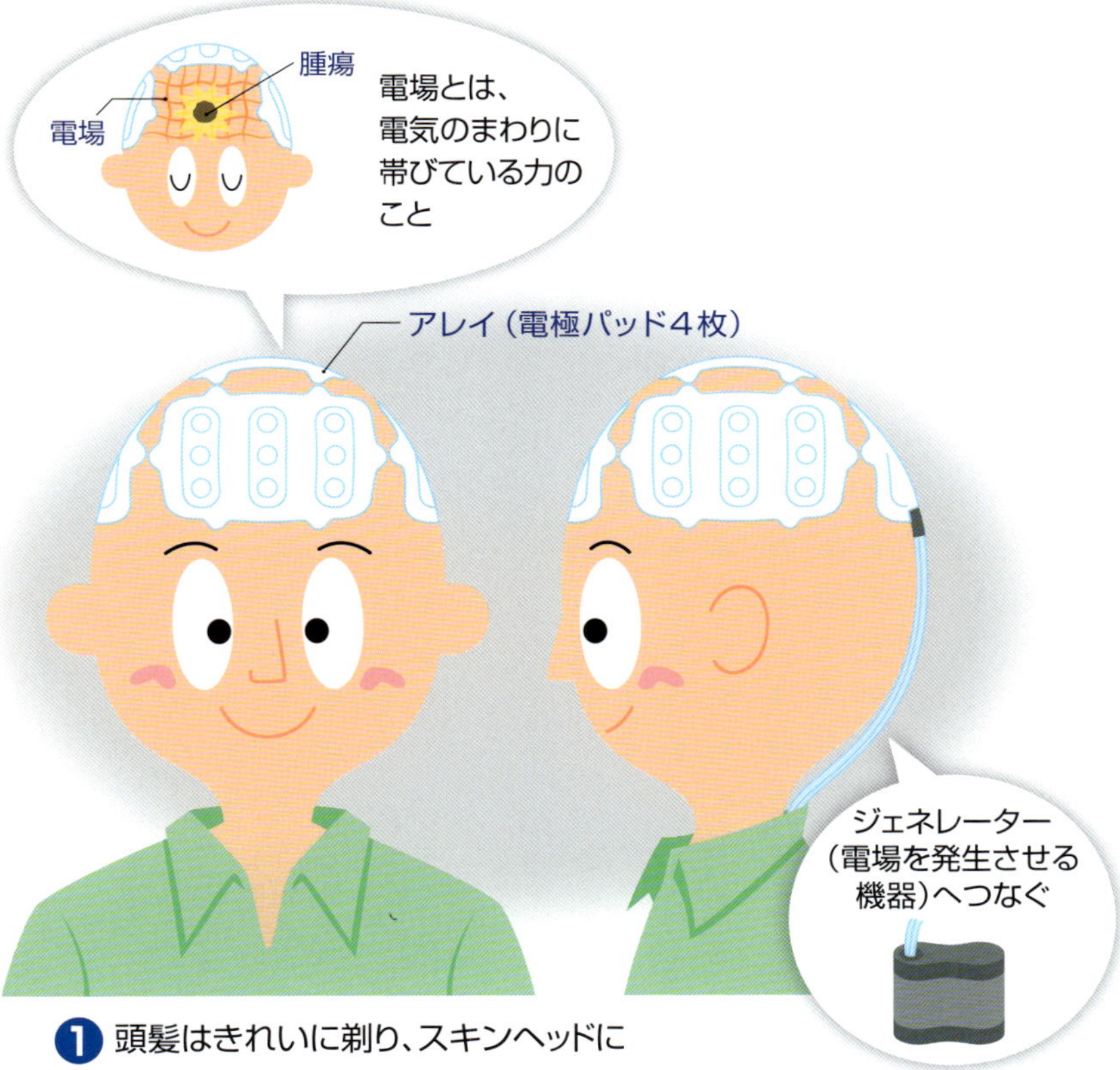

1. 頭髪はきれいに剃り、スキンヘッドに
2. アレイを前後左右4カ所に貼る
3. ジェネレーターを接続して脳内に低強度の交流電場をつくる
4. 腫瘍細胞の急速な細胞分裂を阻害し、「アポトーシス」と呼ばれる細胞死を誘導することで腫瘍細胞の増殖を抑制する

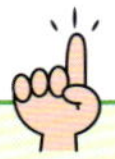

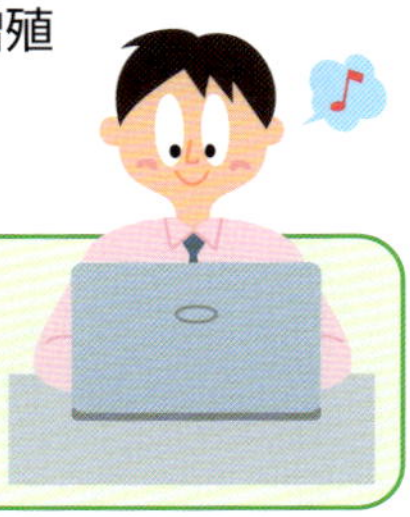

アレイを貼った状態で帽子やウィッグ（かつら）を着用することも可能。日常生活を送りながら治療もできる

脳腫瘍が再発したときは

腫瘍を見かけなくなったあとで、再び現れることも

治療後、見かけ上なくなったと確認された腫瘍が再び現れることを「再発」といいます。脳腫瘍は、手術で完全摘出できなかった場合などに再発することがあります。

とくに悪性脳腫瘍は、正常組織に浸み込むように広がっているため、手術で完全に摘出するのは難しいのです。完全摘出できたように見えても、多くの場合、腫瘍細胞が残っています。この取り残しを少しでも少なくするために、術後は放射線療法や薬物療法を補助療法として行うのですが、それでも再発の可能性をゼロにすることはできません。

一方、良性脳腫瘍は、完全摘出できれば基本的に完治となり、再発することはほとんどありませんが、まれに残存組織から再発することがあります。また、良性だったものが、再発したときは悪性になっていることもあります。

再発の時期は脳腫瘍の種類や治療などによって異なりますが、悪性度の高い膠芽腫の多くは、初期治療が終わって数カ月から1年以内に再発しています。一方で、数年~10年後、さらには20年も経って再発が起こることもあります。初発の治療が終了したあとも、定期的に検査を受けて、再発の有無をチェックしていくことが重要です。

再発の多くは、初発部位に近い場所にみられます。再発が起こると、脳腫瘍の種類や再発した部位によって頭痛や吐き気、嘔吐、手足のしびれや麻痺、視力障害や聴力障害、認知機能低下などがみられます。

再発したときの治療としては、手術が可能な場合は再手術を、手術が難しい場合は放射線療法や薬物療法を行います。

再発してもあきらめない

再発の原因は？	●完全摘出ができなかった場合 ●腫瘍細胞が残ってしまった場合 ●膠芽腫など悪性度の高いものの場合

再発したときの治療

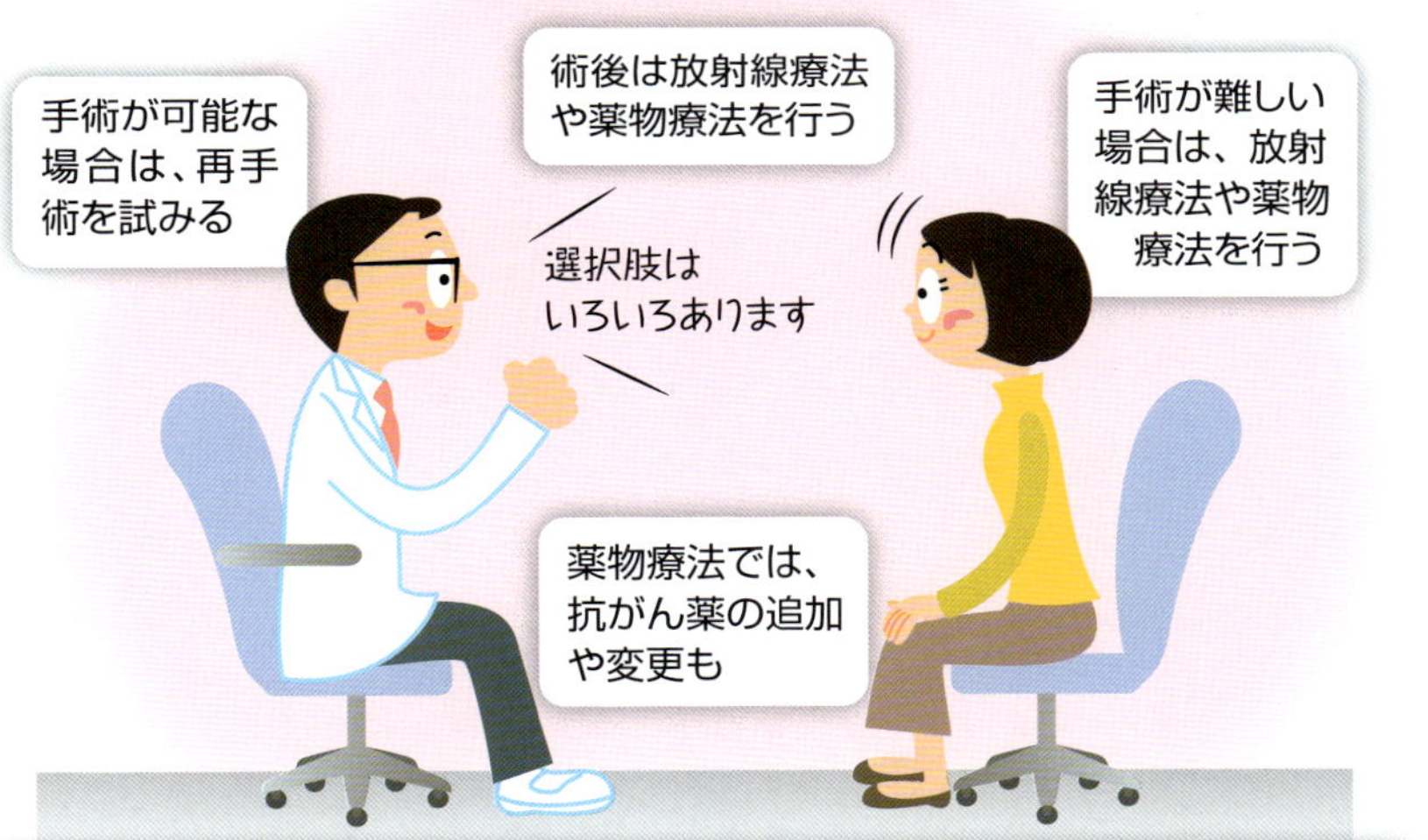
手術が可能な場合は、再手術を試みる
術後は放射線療法や薬物療法を行う
手術が難しい場合は、放射線療法や薬物療法を行う
選択肢はいろいろあります
薬物療法では、抗がん薬の追加や変更も

有効な治療法が見つからない場合は、「治験」への参加を検討するのも1つの方法

「治験」とは…

厚生労働省から承認を得ることを目的として行う臨床試験。がんセンターや大学病院など専門的な施設では、脳腫瘍の再発に対する新薬や治療法の開発も進められているので、治験への参加を希望する場合は、まずは主治医に相談してみよう

脳腫瘍は転移するの？

腫瘍細胞がリンパ液や血液の流れにのって、離れた臓器で増殖することを「転移」という。原発性脳腫瘍が他の臓器に転移することはほとんどない。ただし、脳と脊髄はつながっているため、頭蓋内の腫瘍細胞が髄液の流れにのって、脳の別の部位や脊髄に転移（播種という）することがある

退院後の通院と社会復帰

脳腫瘍の種類や発生部位などによって異なる

　退院後の通院の頻度は、脳腫瘍の種類や発生部位などによって異なります。膠芽腫など悪性度の高い脳腫瘍は、手術や放射線療法、薬物療法といった初期治療をひと通り終えたあとも、しばらくは抗がん薬などを用いる維持療法が必要です。下垂体神経内分泌腫瘍などでホルモン分泌が障害されてしまった場合は、不足しているホルモンを薬で補い続けなければなりません。引き続き薬物療法などの治療を行う場合は、通院回数が多くなります。

　とくに治療の必要がなくなっても、脳腫瘍の場合は、脳の状態や再発の有無などを確認するために定期的に通院し、血液検査や画像検査などを受ける必要があります。その頻度は、再発のリスクが高いほど頻繁に、また長期間通うことになります。悪性脳腫瘍は3カ月～半年に1回程度、良性脳腫瘍で完全摘出できている場合でも、1年に1回は受診し、経過をみるのが一般的です。経過観察をいつまで続けるか、明確な決まりはありませんが、少なくとも10年くらいは続けることがすすめられます。

　退院後は、手術だけで完全に摘出できた場合などは、すみやかに日常生活や社会生活に戻れることもありますが、脳腫瘍では、腫瘍を手術などで取り除いたあとも、脳機能に障害が残ることが少なくありません。運動機能障害や高次脳機能障害は、患者さん一人一人によってさまざまです。社会復帰については、主治医やリハビリのスタッフ（理学療法士や作業療法士、言語聴覚士など）と相談しながら計画を立てるとよいでしょう。

　次章では、退院後、日常生活や社会生活を営むうえでの注意点やアドバイスを紹介します。

退院後に必要とされる治療はさまざま

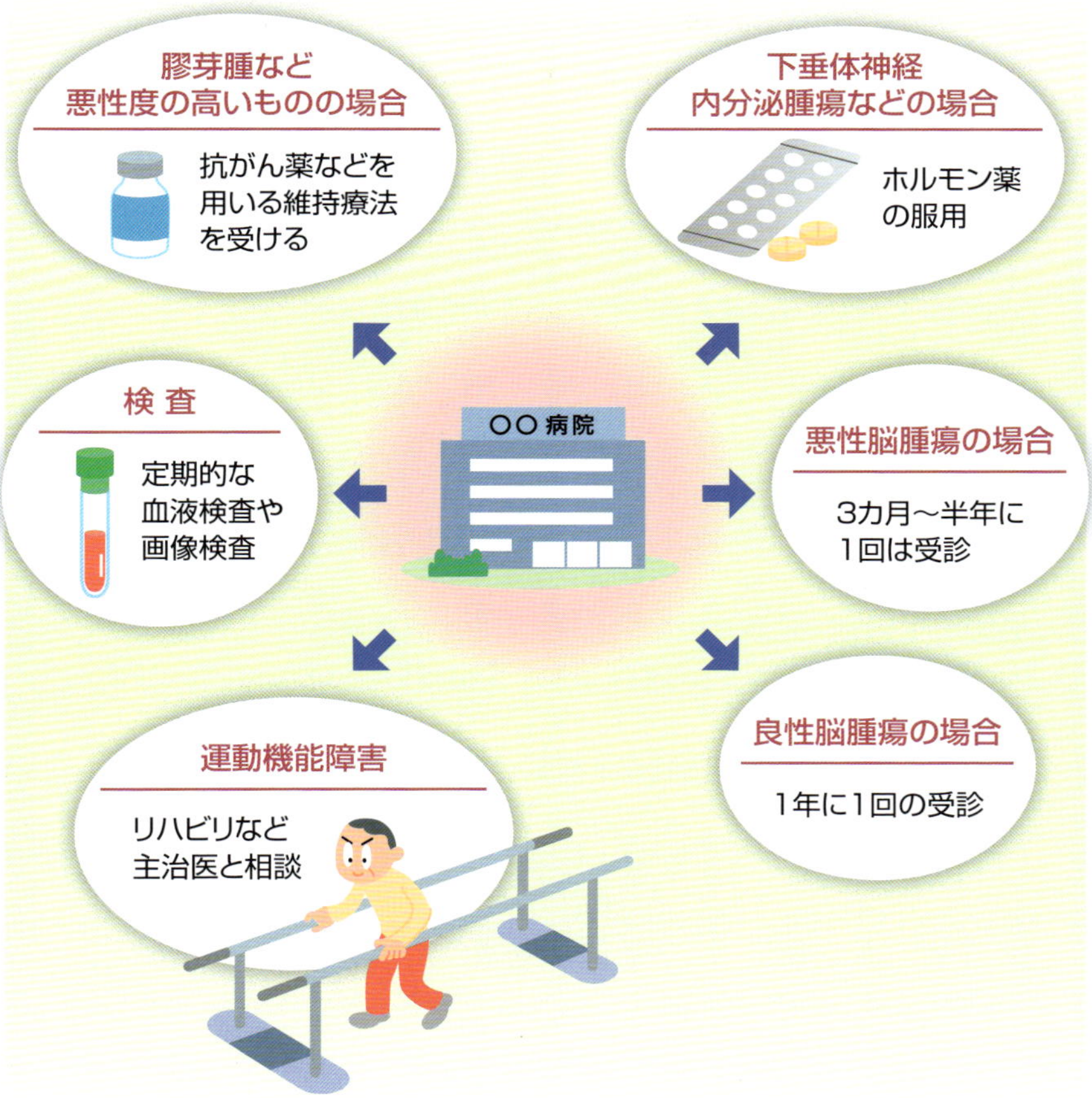

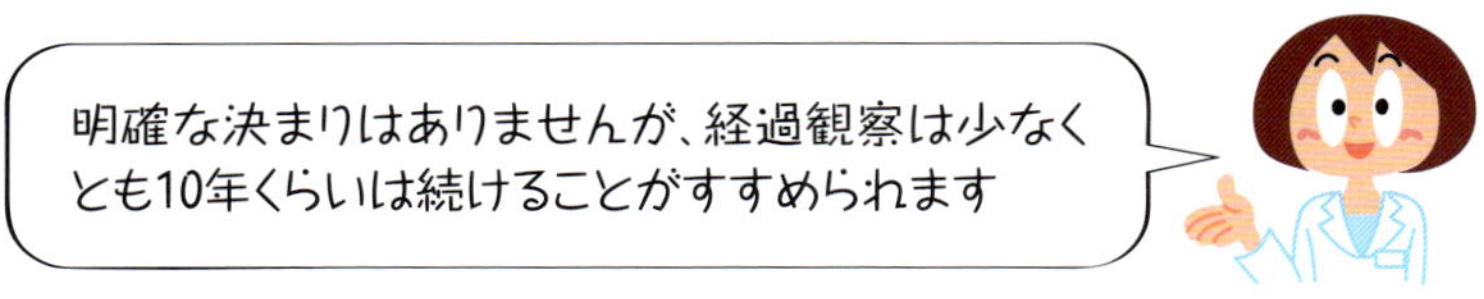

column

脳腫瘍による水頭症は「脳室腹腔短絡術」を行う

頭蓋骨のなかでは、脳を包むくも膜の下は「髄液」という液体で満たされています。また、脳の内部にはくも膜下腔とつながる「脳室」という4つの部屋があり、ここにも髄液が満たされています。「水頭症」とは髄液の循環が障害され、脳室に髄液が過剰にたまることです。

脳腫瘍では、この水頭症を生じることが少なくありません。脳腫瘍でみられるのは多くが閉塞性水頭症です。脳室や小脳、中脳などにできた腫瘍が髄液の流れを止める原因となります。

閉塞性水頭症が進行すると、過剰にたまった髄液によって脳室が拡大し、これにともない頭蓋内圧も上昇します。頭痛や嘔吐といった頭蓋内圧亢進症状が起こり、意識が障害されることもあります。これらの症状を改善する方法の1つが「脳室腹腔短絡術」です。脳室腹腔短絡術は「VPシャント」とも呼ばれ、脳腫瘍による水頭症によく行われる方法でもあります。

VPシャントは頭部の皮膚を3㎝ほど切開し、頭蓋骨に1円玉くらいの大きさの穴を開けます。この穴から脳室に向かって、シャントチューブという管を挿入して脳室に留置します。チューブのもう一方の先は、皮膚の下を通して腹腔に留置します。このチューブを通して、過剰な髄液は脳室から腹腔内へと流れ、腹腔内の髄液は腹膜から吸収されます。

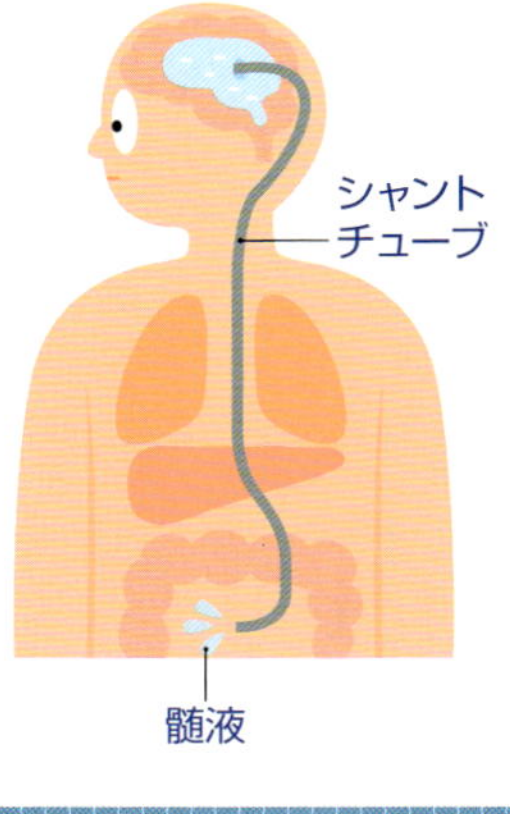

術後は、基本的に通常と同じ生活を送ることができますが、小児の場合は成長にともなってチューブの長さが足りなくなり、抜けたり、断裂したりすることがあります。シャントが機能不全に陥ると、頭痛や嘔吐などの頭蓋内圧亢進症状が生じてくるので注意が必要です。

第５章

治療中・治療後の患者へのケア

脳腫瘍の予後は、腫瘍の種類や部位などによって大きく異なり、脳の機能障害が残ってしまうことも少なくありません。最終章となる本章では、失った機能をカバーするための適切なケアと、病気を克服してよりよく生きるためのヒントを紹介します。

患者の緩和ケアをどうするのか？

家族だけではなく各専門の人に助けてもらう

脳腫瘍の治療中・治療後の生活は、腫瘍の種類や脳機能障害の程度などによって大きく違ってきます。

良性脳腫瘍で、脳機能に影響を与えることなく完全摘出できたならば、ほぼ完治したといえます。再発することもほとんどありません。多くの患者さんは、何の問題もなく社会復帰していきます。

一方で、悪性脳腫瘍は完全摘出が難しく、残存する腫瘍や治療によるダメージによって脳機能障害が引き起こされることもあります。なかでも悪性度の高い膠芽腫などは、初期の段階から高次脳機能障害*や麻痺、言語障害などをともなうことが多く、さまざまなケアやサポートが必要になります。

そこで大切になってくるのが「緩和ケア」です。緩和ケアとは、いわゆるがんによる身体的・精神的苦痛を和らげることを目的とする専門的な治療をいいます。緩和ケアというと、終末期に施す医療というイメージが強いかもしれませんが、必ずしもそうではありません。悪性脳腫瘍の患者さんは、診断された時点で、すでに何らかの症状に苦しんでいたり、不安に陥ったりしているものです。つらいと感じることがあれば、いつでも受けることができ、最近は手術などの初期治療と並行して開始することも多くなっています。

緩和ケアを担当するのは、基本的には医師や看護師ですが、必要に応じてソーシャルワーカーやケアマネージャー、理学療法士や言語療法士、心理士、管理栄養士など、さまざまな専門家がチームとなって支えてくれます。入院中はもちろん、通院しながら、あるいは在宅療養でも緩和ケアを受けることができるので、まずは主治医に相談してみましょう。

用語解説 高次脳機能障害　ケガや病気で脳に損傷を負うことによって、記憶や思考、言語、社会的行動など、知的な機能が障害された状態をいう。

病気にともなうさまざまなつらさを和らげる「緩和ケア」

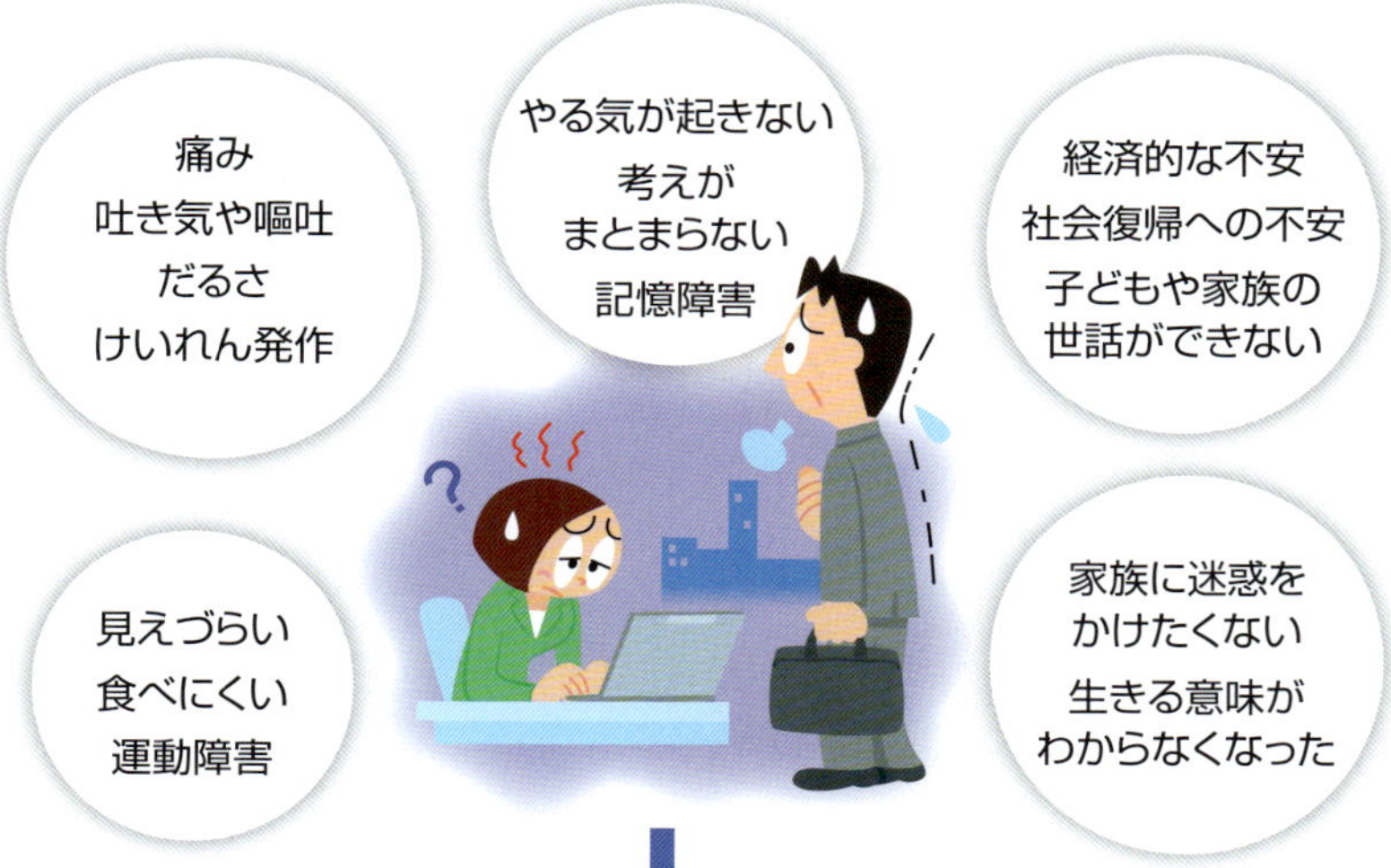
痛み
吐き気や嘔吐
だるさ
けいれん発作
やる気が起きない
考えが
まとまらない
記憶障害
経済的な不安
社会復帰への不安
子どもや家族の
世話ができない
見えづらい
食べにくい
運動障害
家族に迷惑を
かけたくない
生きる意味が
わからなくなった

そんなときは緩和ケアを支える専門家たちに助けてもらおう！

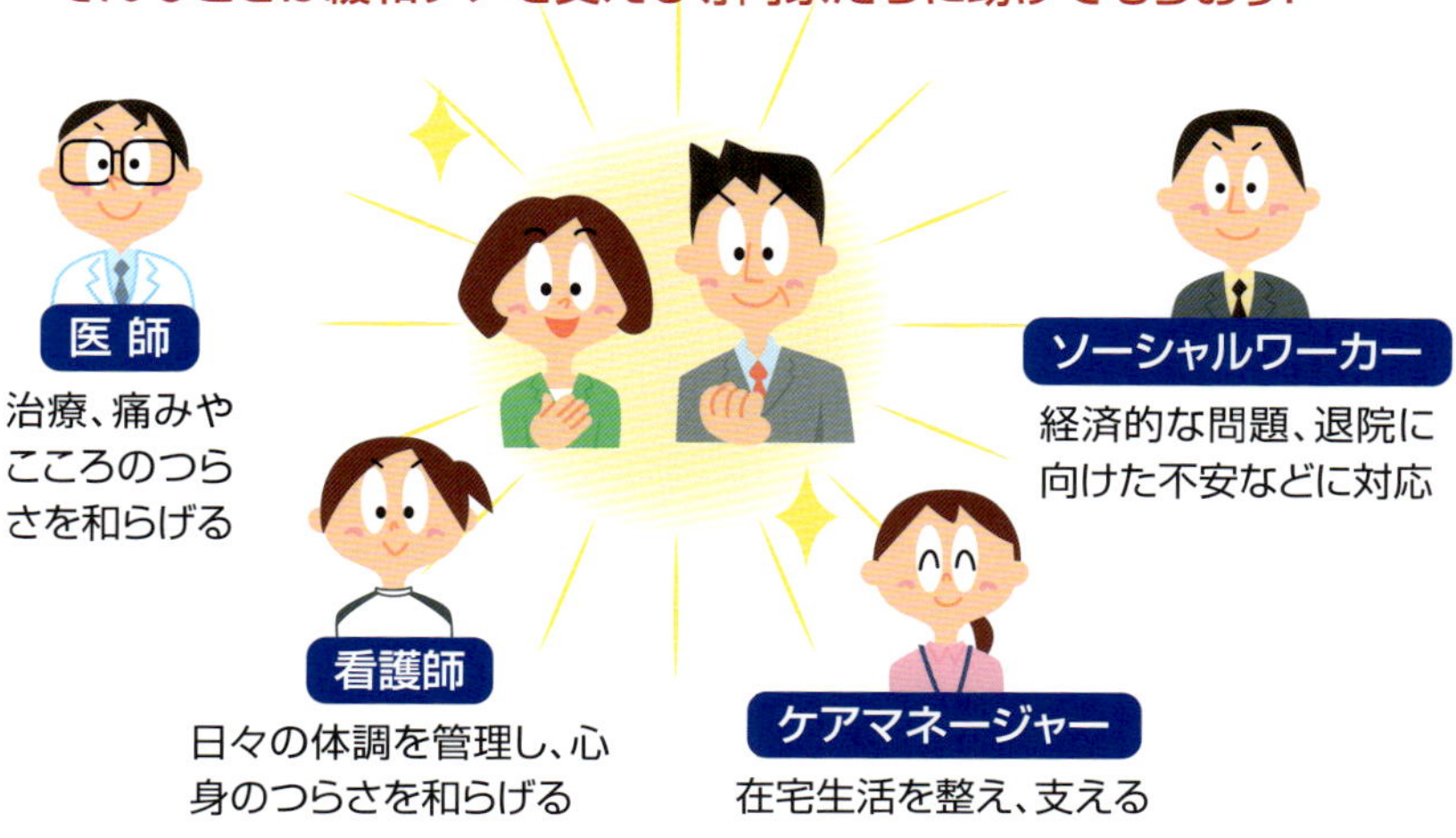
医 師
治療、痛みや
こころのつら
さを和らげる
ソーシャルワーカー
経済的な問題、退院に
向けた不安などに対応
看護師
日々の体調を管理し、心
身のつらさを和らげる
ケアマネージャー
在宅生活を整え、支える

その他

理学療法士、作業療法士、言語療法士／麻痺などによる不自由に対して回復を図るとともに、生活の工夫などをアドバイスする
管理栄養士／食欲の低下がある場合などに、食べ方の工夫をアドバイスする
心理士／つらい気持ちや不安な気持ちを聞き、こころのつらさを和らげる
薬剤師／薬に対する不安を和らげ、飲み方などをアドバイスする

社会保障制度を利用する

利用できる経済面や介護・福祉サービスを確認する

脳腫瘍と診断されると、病気や治療のことはもちろん、経済的なことも気になります。脳腫瘍の種類によっては、入院や治療が長期に渡ることもありますし、その間は仕事を休まなければならないので、生活費の心配も出てきます。したがって、病気を治療していくにあたっては、脳腫瘍の患者さんが利用できる社会保障制度について知っておくことが大切です。

入院や手術、放射線治療、薬物療法などの医療費については、「高額療養費制度」が利用できます。これは病院の窓口で支払う自己負担額が一定額（自己負担限度額）を超えたときに、超えた分の医療費が返還される制度です。また、会社などの健康保険組合によっては、「付加給付」という独自の制度を設けているところもあります。こちらも自己負担限度額を超えた分が付加金として給付されます。

療養中の生活をサポートする制度には、「傷病手当金」や「障害年金」、「介護保険」などがあります。

傷病手当金は、会社員や公務員が病気やケガで仕事を休まなければならなくなったときに、生活を保障するために給付されるものです。対象となるのは各種健康保険組合や協会けんぽ、共済組合の被保険者で、国民健康保険にはこの制度はありません。

脳機能障害や運動麻痺などによって仕事や生活が制限されるようになったときは、障害年金を受給できる場合があります。厚生年金や国民年金など公的年金の加入者で、保険料を一定期間納めているなどの要件を満たしている必要があります。

また、介護が必要になったときは、介護保険を利用して訪問介護や訪問看護などのサービスを利用することもできます。

脳腫瘍の患者さんが利用できる社会保障制度

経済的保障

●高額療養費制度●

病院の窓口で支払う自己負担額が一定額(自己負担限度額)を超えたときに、超えた分の医療費をカバーしてくれる制度。会社などの健康保険組合によっては、「付加給付」という独自の制度を設けているところもある

●傷病手当金●

病気やケガで仕事を休まなければならなくなったときに、生活を保障するために給付される。対象となるのは、各種健康保険組合や協会けんぽ、共済組合の被保険者。国民健康保険は対象外

●障害年金●

脳機能障害や運動麻痺などによって仕事や生活が制限されるようになったときに受給できる公的年金。厚生年金や国民年金など公的年金の加入者で、保険料を一定期間納めているなどの要件を満たしている必要がある

介護・福祉サービス

●障害者手帳(身体・精神)●

脳機能障害や運動麻痺などによって仕事や生活が制限されるようになったときに申請できる。障害の種類や程度に応じて、医療費の助成や税金の優遇措置、公共料金や施設の割引など、さまざまな福祉サービスを受けることができる

●介護保険●

65歳以上、または特定の疾患においては40歳から利用可能。悪性脳腫瘍で病状が進行している場合は、「がん」の診断名で申請できる。訪問介護や訪問看護、訪問リハビリ、福祉用具の貸与や購入など、さまざまなサービスがある

※40歳以下で知的障害または身体障害のある人には、「障害福祉サービス」という制度がある。日常生活や社会生活を営むために必要な訓練や介護の支援などを受けることができる

社会保障制度の申請手続きなどについてわからないことがあれば、病院の「ソーシャルワーカー」や「地域包括支援センター」、全国のがん診療拠点病院等に設置されている「がん相談支援センター」などで相談してみましょう

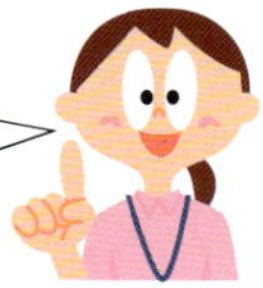

麻痺や運動障害がある場合

自宅で危険性のある場所はないか

脳腫瘍では、腫瘍のある部位によって、正常な組織が圧迫されることで麻痺や運動障害が生じることがあります。どの部位がどのくらい動かなくなるのかは、脳の障害された部位によってさまざまです。半身が完全に麻痺してしまったり、手足の一部に力が入らなかったり、また、感覚の機能が障害されると、力は入るけれど歩けない、細かい作業や運動ができないなどといったことも起こります。

そこで、転倒などのリスクを減らし、できるだけ生活しやすい環境を整えるなどの配慮が必要になります。

自宅では、できるだけ段差をなくすようにしましょう。コード類や絨毯、マットなども、麻痺のある患者さんにとっては障害物となります。普段歩く経路をチェックして、障害となるようなものがある場合は取り除いてください。また、玄関や廊下、トイレや浴室などに手すりを設置するのも有効です。

手や腕に麻痺があると、物を持ったり、掴んだりすることが難しくなります。食事の際は、食器がズレたり倒れたりするのを防ぐためのすべり止めマットを敷き、握りやすいスプーンやフォーク、すくいやすい皿などの自助具を利用すると、麻痺の影響を少なくすることができます。

また、生活様式全般を和式から洋式にかえることも検討してみましょう。座布団は椅子に、布団はベッドに、和式トイレは洋式トイレにかえることで生活がしやすくなり、危険も減らすことができます。

なお、手すりやベッドなどの福祉用具は、介護保険で借用することができます。

危険を排除して、生活しやすい環境を整えよう！

生活環境を工夫する

転倒の防止

段差障害物

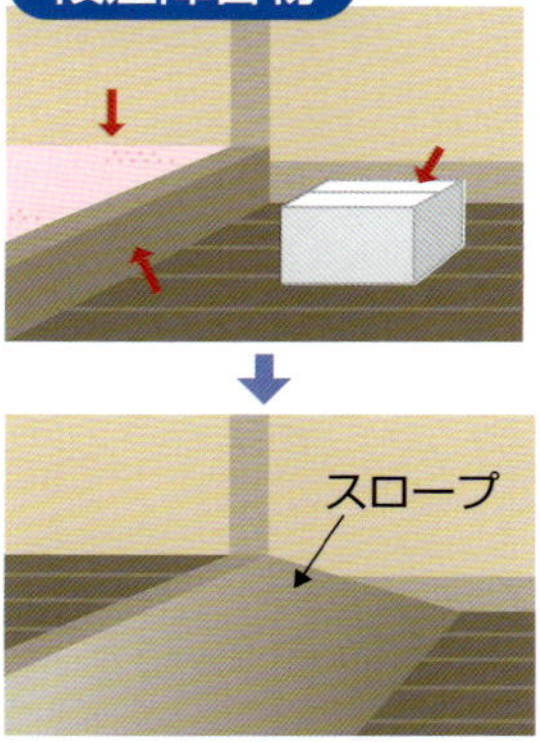
スロープ

段差を解消し、障害物となるようなものは取り除く

浴室

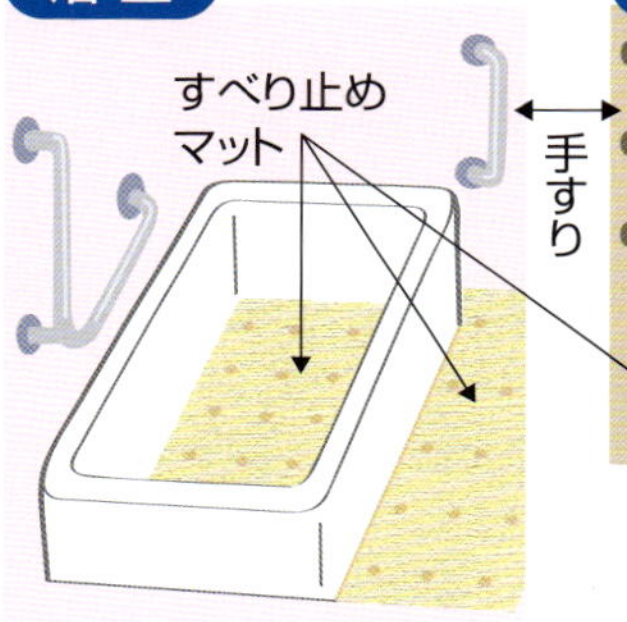
すべり止め
マット
手すり

手すりやすべり止めマットを設置する

トイレ

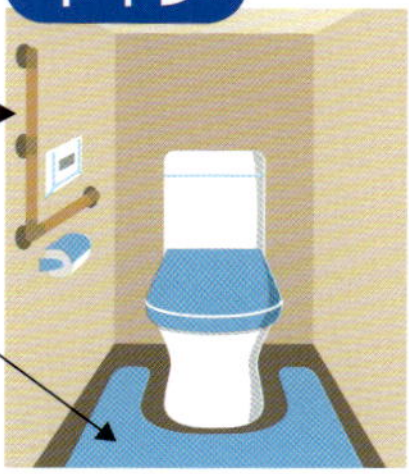

トイレは洋式に

座る

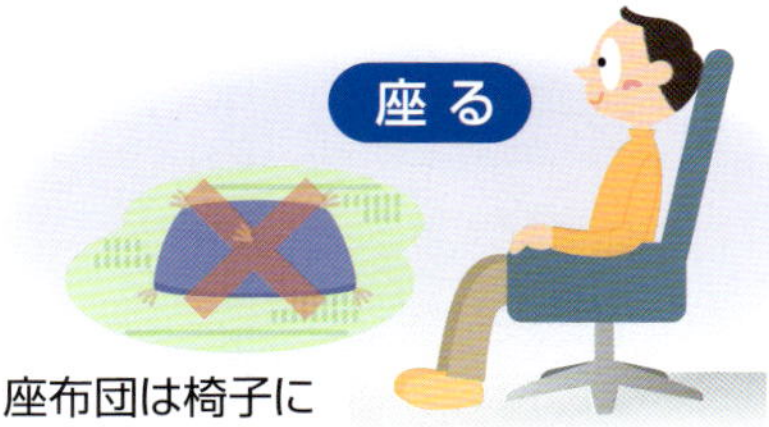

座布団は椅子に

寝具

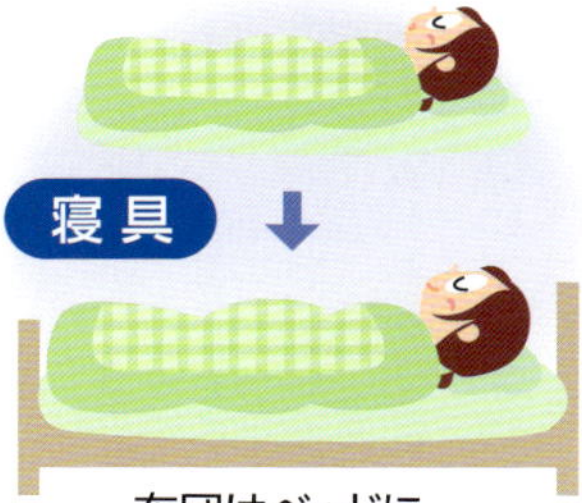

布団はベッドに

食事のときも一工夫を

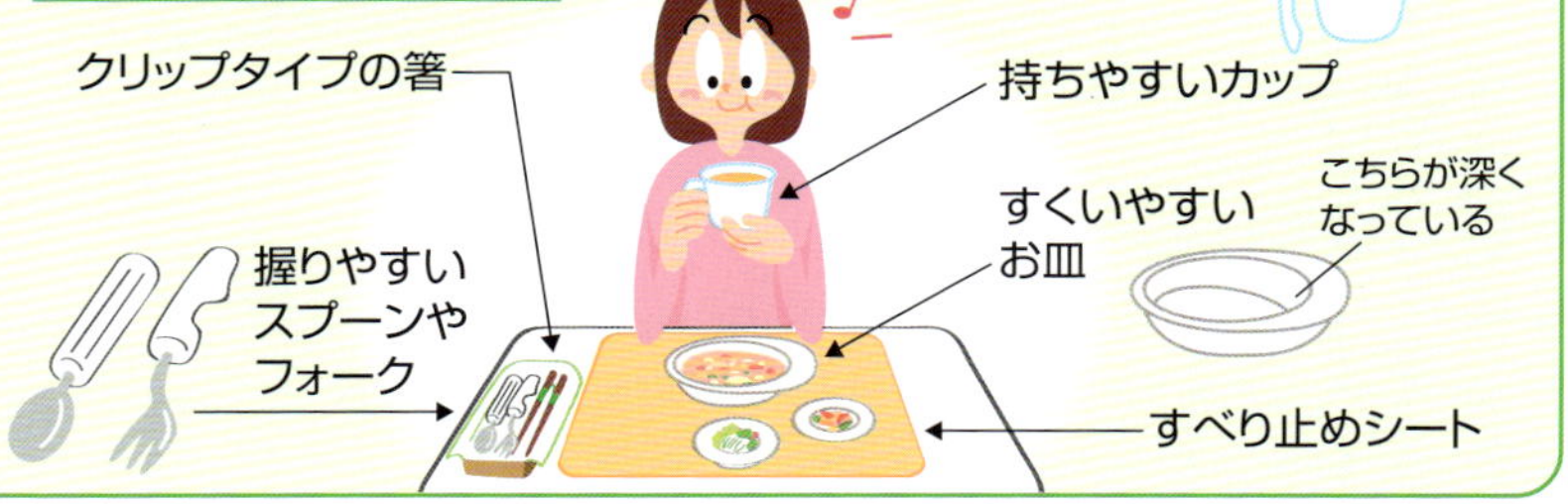
クリップタイプの箸
持ちやすいカップ
すくいやすい
お皿
こちらが深く
なっている
握りやすい
スプーンや
フォーク
すべり止めシート

食欲の低下がある場合

食欲がないときには食べ方の工夫を

脳腫瘍の患者さんは、病気や治療の影響で食欲が低下していることが多いものです。家族は患者さんに少しでも食べて欲しいと悩まれるでしょうが、食欲が低下しているときは、無理をして1日3食にこだわる必要はありません。高タンパク、高カロリーのものを少しずつとるようにしましょう。

患者さんの好みにもよりますが、食欲がないときは、やわらかいものや冷たいものが食べやすいようです。そうめんやうどん、茶碗蒸し、プリン、アイスクリーム、果物などを常備しておき、食べたくなったときにいつでも食べられるようにしておくとよいでしょう。固形物がのどを通らないときは、栄養ゼリーや液体の栄養補助食品などでもかまいません。

麻痺などで体のバランスをうまく保てないと、それだけでも食事が億劫になることがあります。椅子に座るときは深く腰掛け、麻痺がある側にクッションを置くなどすると、姿勢が崩れにくくなり、食事がしやすくなります。

薬物療法の影響で食欲が低下しているときは、酢の物や果物など酸味のあるものが食べやすいと感じるようです。また、吐き気などで食べ物の匂いが気になるときは、温かいものは冷ますことで匂いが気にならなくなることがあります。しかし、吐き気がひどいときは無理に食べることはせず、できるだけ水分をとることを心がけましょう。

食事に関する悩みは、緩和ケアチームの管理栄養士に相談することもできます。また、食べることも水分をとることも難しくなってきたときや、何度も吐いてしまうときは、主治医や看護師に相談するようにしてください。

無理せず、食べれるものを少しずつ食べよう！

食べ方の工夫－6つのポイント

1 1日3食にこだわらず、高タンパク・高カロリーのものを少しずつとる

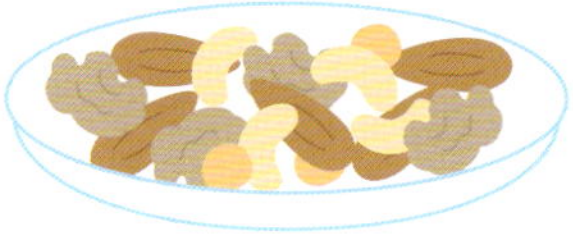

2 やわらかいものや冷たいものが食べやすい

→そうめんやうどん、茶碗蒸し、プリン、アイスクリーム、果物、栄養ゼリー、液体の栄養補助食品など

3 食べやすい姿勢を維持できるようにする

→椅子に深く腰掛ける、麻痺がある側にクッションを置くなど

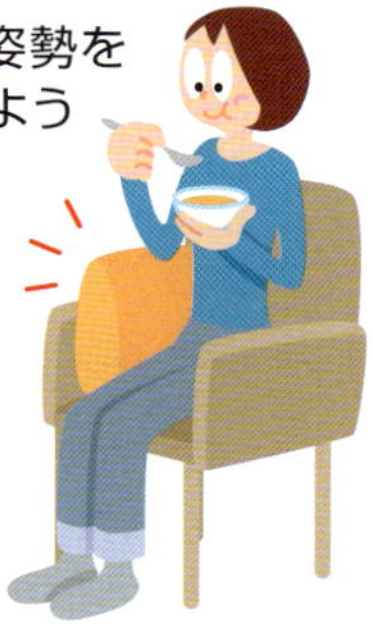

4 吐き気があるときは、酢の物や果物など酸味のあるものが食べやすい

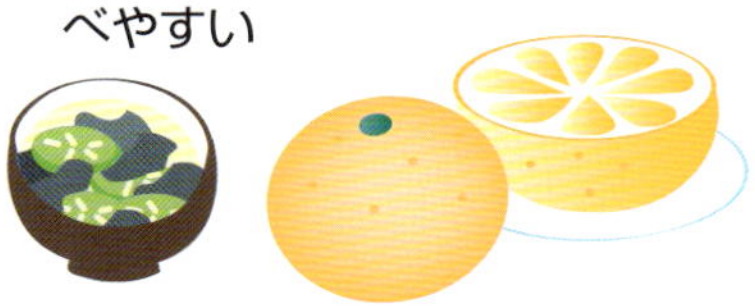

5 食べ物の匂いが気になるときは冷ますとよい

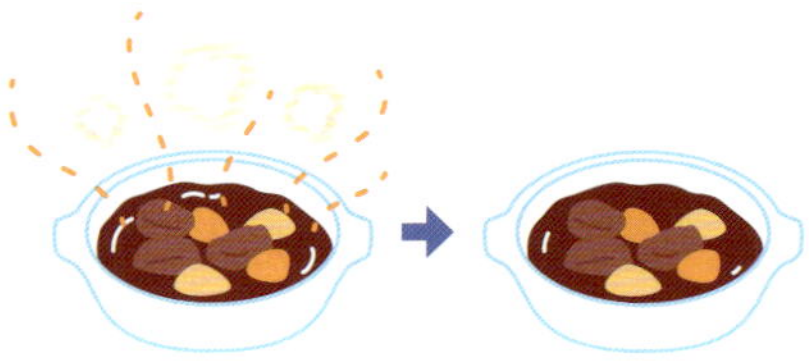

6 吐き気がひどいときは無理に食べることをせず、できるだけ水分をとるようにする

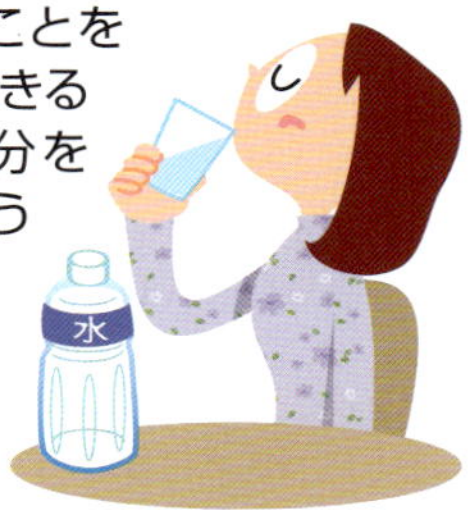

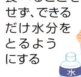

食べることも水分をとることもできないときや、何度も吐いてしまうときは、主治医や看護師に相談を

摂食・嚥下障害がある場合

食事の際の準備と注意点

「摂食・嚥下障害」とは、食べ物や水分をうまく食べられない、飲み込めないといった状態をいいます。食べ物をうまく噛めない、口からこぼれてしまう、飲み込むのに時間がかかる、すぐにむせてしまうなど症状はさまざまですが、食べ物や水分をとれなくなると、低栄養や脱水につながります。

また、嚥下機能が低下していると、「誤嚥《ごえん》」といって、食べ物や水分が誤って気道に入ってしまうことがあります。誤嚥によって、細菌が食べ物や唾液などと一緒に気管支や肺に入ると、「誤嚥性肺炎」を起こすこともあるので注意が必要です。

脳腫瘍の患者さんでは、摂食・嚥下障害になることがあります。食事の際は、しっかり目を開けて起きていることを確認するようにしましょう。

また、口の中が汚れていたり、痰が絡んでいたりすると、余計に食べにくくなります。食事の前に口の中をきれいにするとともに、咳払いをして、空嚥《からえん》下《げ》（唾液を飲み込むこと）をしましょう。

食事の内容も、患者さんの状態に合わせて注意・工夫することが大切です。パサパサしているもの、ペラペラしてのどに張り付きやすいもの、口の中でバラバラになりやすいものなどは、飲み込みにくい場合があります。また、酸っぱいものや辛いもの、お茶や味噌汁などサラサラした液体などは、むせやすいので注意してください。ただし、お茶や味噌汁はとろみ剤を使ってとろみをつけると、逆に飲み込みやすくなります。おかずやおかゆなどと交互にこれを飲むようにすると、口のなかに残った食べ物が飲み込みやすくなります。

安心して美味しく食べるための注意と工夫

食事の前に確認すること

- しっかり目を開けて起きているか
- 体温や血圧は安定しているか
  →体調が悪いときは無理をせず、口当たりのよいものを食べる
- 口の中が汚れていないか
  →食べる前に口の中をきれいにする
- 痰が絡んでいないか
  →口の中に何もない状態で唾液を飲み込む「空嚥下」をする

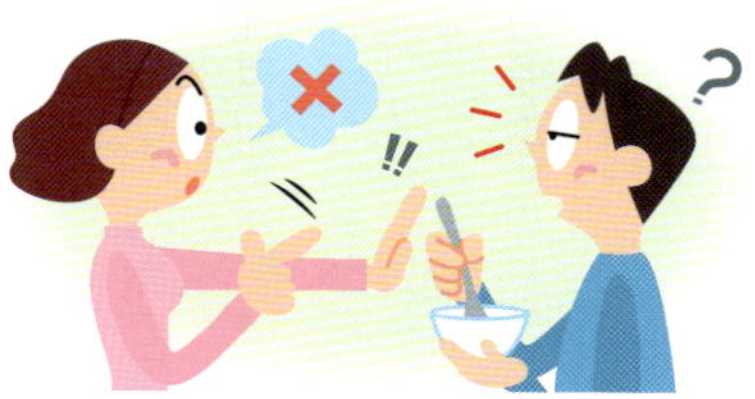

食べるときの注意点

- 水分の方が飲み込みにくいことがある
- 口に食べ物を入れたままおしゃべりをしない→麻痺のある側に食べ物が流れてむせることがある
- 飲み込む前にどんどん口の中に食べ物を詰め込まない

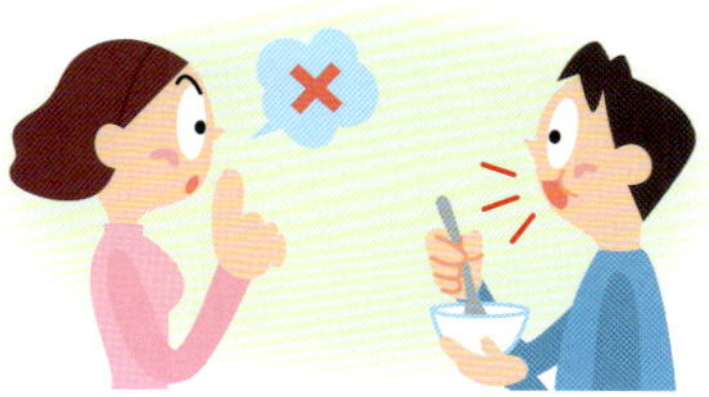

食べやすくする工夫

- ひと口の量が多くならないよう小さめのスプーンを使う
- お茶や味噌汁などサラサラした液体は、とろみ剤を使ってとろみをつける
- 野菜などは十分にやわらかくなるまで火を通す
- 患者さんの状態に合わせて、ごはんはおかゆに、おかずは小さく刻んだり、ミキサーなどを使ってペースト状にする

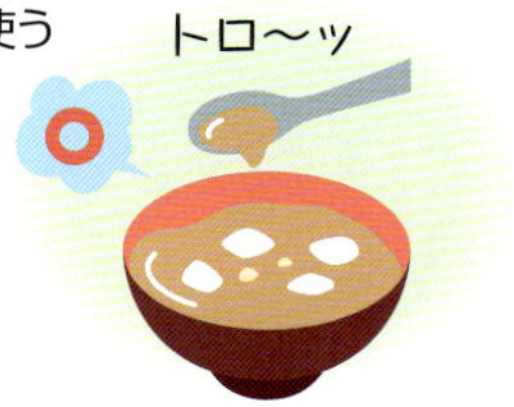

食べるときに注意したい食品

- パサパサしているもの（パン、ゆで卵の黄身、ビスケットなど）
- 口の中でバラバラになりやすいもの（焼き魚、そぼろ、フライの衣、ごま、ナッツ、貝やイカ、こんにゃくなど）
- 酸っぱいものや辛いもの（酢の物、トマト缶、レモン、唐辛子、わさび、からし、こしょうなど）
- ペラペラしてのどに張り付きやすいもの（のり、わかめ、もなか、ウエハースなど）
- サラサラした液体（お茶、味噌汁、スープなど）

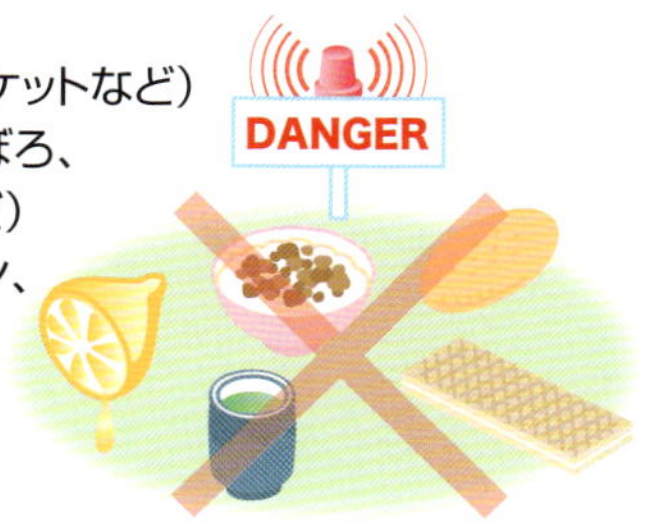

失語症がある場合

患者とのコミュニケーションのはかり方

「失語症」とは、「聴く」「話す」「読む」「書く」といった言語機能が障害されている状態をいいます。どの機能がどの程度障害されるかは、障害を受けた脳の部位や範囲によって異なりますが、「言いたい言葉が出てこない」「言いたい言葉を間違える」「適切でない言葉や関係ない言葉を発してしまう」「言われたことを理解できない」「文字が読めない、書けない」などといった症状が現れます

ただ、失語症のある患者さんでも、こちらが挨拶をすれば笑顔で会釈されるなど、礼節や非言語的なコミュニケーション能力は保たれているとされています。うまく会話できなくても、患者さんの気持ちを尊重し、表情やジェスチャーを活用して、コミュニケーションをとりましょう。

失語症の患者さんと会話をするときは、できるだけ静かな環境で、目を合わせて話すようにします。話しかけるときはゆっくり、はっきりと、わかりやすく短い文で話すようにしましょう。患者さんによっては、聴くことは苦手でも、文字などを書いて見せると理解しやすい場合があります。絵や図、地図や写真などを活用するのもよい方法です。

また、質問するときは、「はい」「いいえ」で答えられるような聞き方をしたり、いくつかの選択肢を絵に描いて選んでもらうのもよいでしょう。

一方、患者さんが言いたいことを伝えようとしているときは、ゆったりとした気持ちで耳を傾けてください。うまく話せないときは、さりげなく「～ですか？」「～ですね？」などと聞いたり、絵や文字を書いてもらうなどして、患者さんの言いたいことを引き出しましょう。

失語症の患者さんとのコミュニケーションのポイント

非言語的コミュニケーションの活用法

- 目線や表情、日頃の行動パターンなどから患者さんの心情や言いたいことを読み取る
- ジェスチャーで伝える、伝えてもらう
- 患者さんの気持ちに寄り添い、共感する　など

話しかける場合のコツ

- ゆっくり、はっきり、わかりやすく短い文で話す
- キーワードを文字で書いて見せる
- 絵や図、地図や写真を活用する
- 急に話題を変えない。別の話をするときは、話題が変わるということを先に伝える
- 質問するときは「はい」「いいえ」で答えられるような聞き方をする
- いくつかの選択肢を絵などに描いて選んでもらう　など

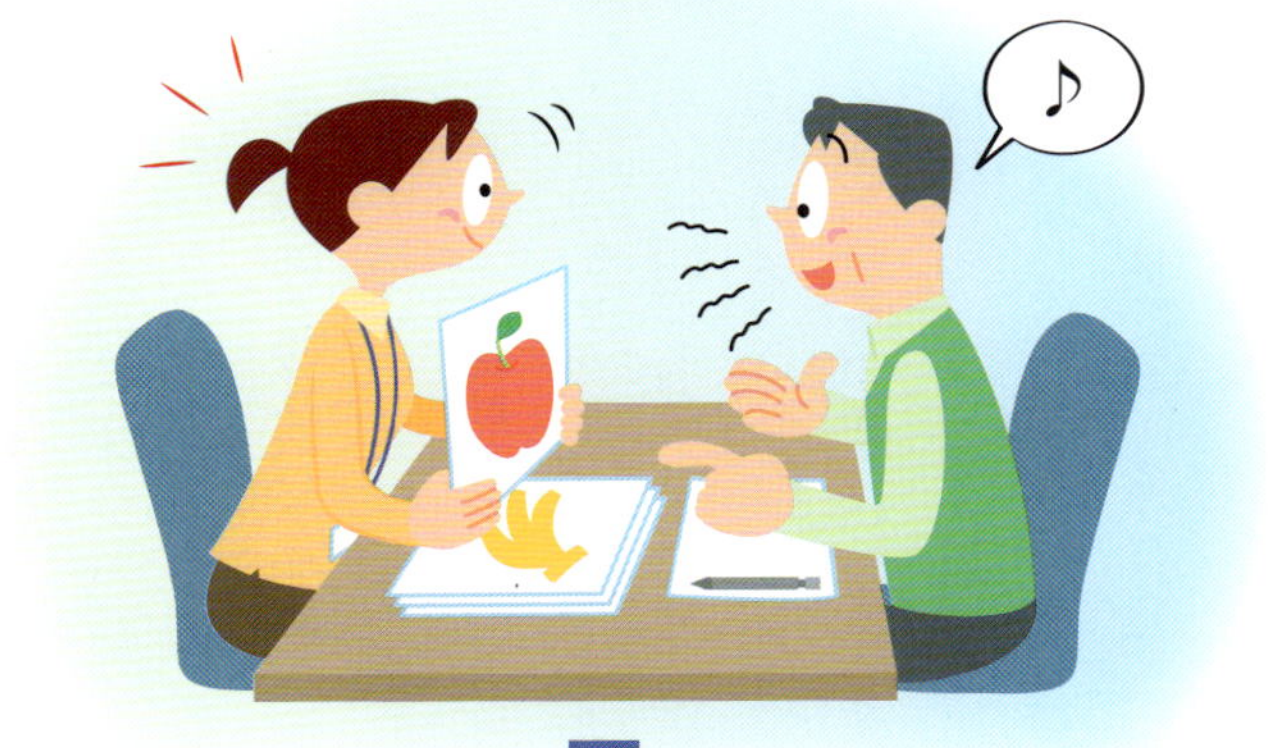

うまく話してもらうコツ

- ゆったりとした気持ちで耳を傾ける
- 途中で話を遮ったり、先回りしたりせず、できるだけ最後まで話してもらう
- さりげなく「～ですか?」と聞いたり、「～ですね?」と確認する
- 絵や文字を書いてもらう　など

夜間頻尿がある場合

適切な水分摂取とタイミング

「夜間頻尿」とは、夜間に排尿のために1回以上起きなければならない症状をいいます。加齢とともに頻度が高くなりますが、脳腫瘍の患者さんにもよくみられる症状の1つです。

夜間頻尿は生活の質（QOL）への影響が大きく、患者さん本人だけでなく、介護する家族の不眠にもつながります。また、夜間頻尿は転倒の原因になることも多く、転倒による骨折をきっかけに歩けなくなったり、認知機能の低下が進んだりすることもあります。在宅療養をよりよいものにするためにも、夜間頻尿への対策は重要といえます。

夜間頻尿の原因としては、水分のとりすぎが考えられます。適切な水分摂取量は年齢、生活活動レベル、持病や服用している薬などによって異なりますが、一般的には1日1・5Lくらいといわれています。「そんなに水分はとっていない」という人は、食事からとる水分が多すぎるのかもしれません。味噌汁やスープなどの汁物、生野菜や果物などをとりすぎていないか、チェックしてみてください。

また、就寝前3～4時間は水分、とくにカフェインを含む飲み物やアルコールを控えましょう。就寝前に服用する薬がある場合は、必要最低限の水で服用するようにします。夜間にトイレに起きる度に水分をとっているという人も多いと思いますが、夜間頻尿に困っている人は、余分な水分を排出しているのですから、そこへ水分を補う必要はありません。

その他にも、塩分のとりすぎ、運動不足、冬場の冷えや乾燥なども夜間頻尿を招くことがあります。生活習慣を見直すとともに、適切な水分量については主治医に相談してみましょう。

水分のとり方、生活習慣を見直そう！

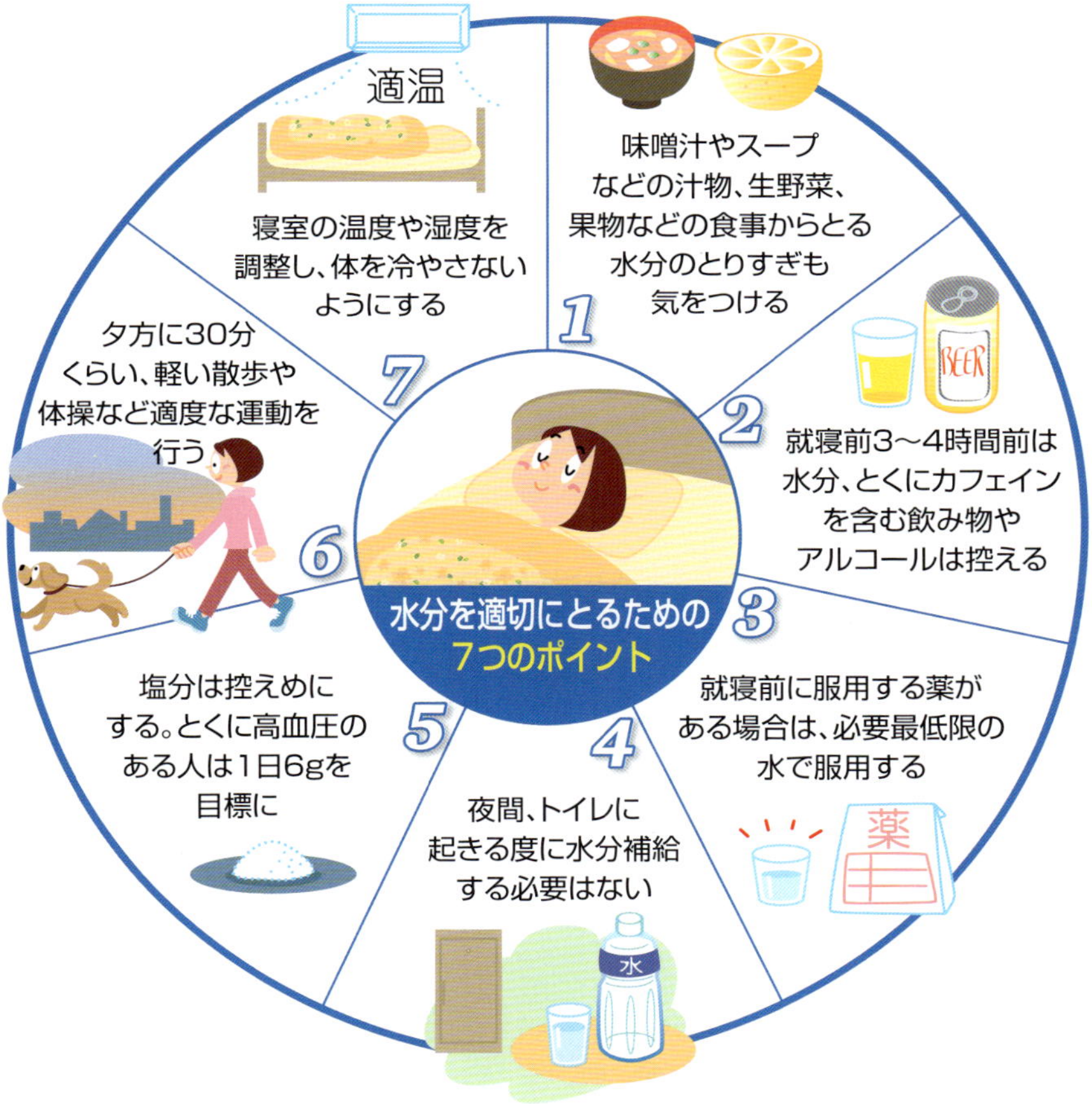
水分を適切にとるための
7つのポイント
1
味噌汁やスープなどの汁物、生野菜、果物などの食事からとる水分のとりすぎも気をつける
2
就寝前3〜4時間前は水分、とくにカフェインを含む飲み物やアルコールは控える
BEER
3
就寝前に服用する薬がある場合は、必要最低限の水で服用する
薬
4
夜間、トイレに起きる度に水分補給する必要はない
水
5
塩分は控えめにする。とくに高血圧のある人は1日6gを目標に
6
夕方に30分くらい、軽い散歩や体操など適度な運動を行う
7
寝室の温度や湿度を調整し、体を冷やさないようにする
適温

尿崩症

脳腫瘍の後遺症として頻尿があり、夜間にも継続することがあります。原因がわからないときは主治医に相談してください。

職場復帰と再就職

患者本人の体調確認と就労先への相談を

職場復帰を考えるタイミングは、症状も仕事の内容も人それぞれなので一概に言うことはできませんが、長期入院していた場合は、思いのほか体力や筋力が低下しているものです。まずは日常生活に慣れることから始めて、仕事に必要な体力の回復をはかることが大切です。

脳腫瘍の患者さんでは、生活や仕事に影響する症状があるかどうかも重要です。脳腫瘍の治療を受けた患者さんによくみられる症状には、疲れやすさ、麻痺やしびれ、運動障害、ふらつき、集中力の低下、複視、けいれん発作（てんかん）などがあります。元の職場への復帰を希望される場合は、医師や理学療法士、作業療法士などに仕事の内容をできるだけくわしく伝えて、問題がある場合は解決する手段を検討します。

大きな病気を患ったあとなので、復帰してすぐに病前と同じように働くのは難しいかもしれません。薬物療法などの治療を続けながらの職場復帰を考えている人は、通院のための休暇や、副作用が現れた場合のことも考えなくてはなりません。主治医とよく話し合い、その結果も踏まえて、就労先へ復帰の相談をしましょう。

一方で、治療のために退職した人や、麻痺などの症状が残り、元の職場への復帰が難しい場合などは、新しい職場を探すことになります。厚生労働省の「長期療養者就職支援事業」では、専門の相談員をハローワークに配置し、がん診療連携拠点病院と連携して、希望や状況に応じた職業相談・職業紹介を行っています。このようなシステムを積極的に活用して、今の自分に合った仕事を見つけてください。

職場復帰、再就職のための準備と注意点

職場復帰へのステップ

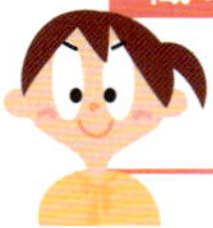

A子さんの場合

❶ まずは仕事に必要な体力の回復をはかる

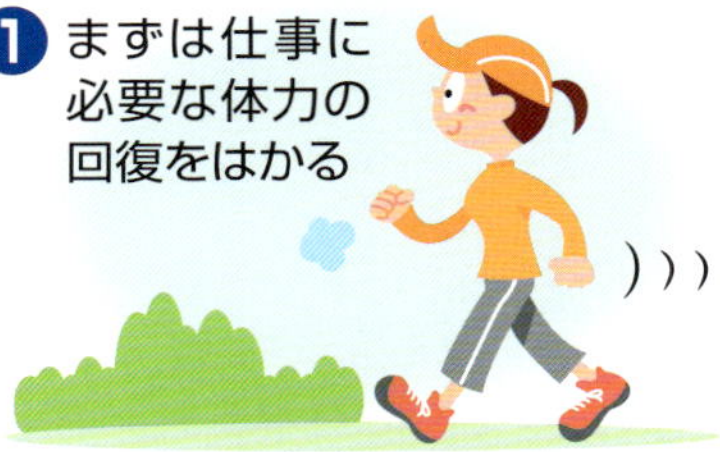

❷ 症状が元の仕事に影響があったので、医師や理学療法士などに相談

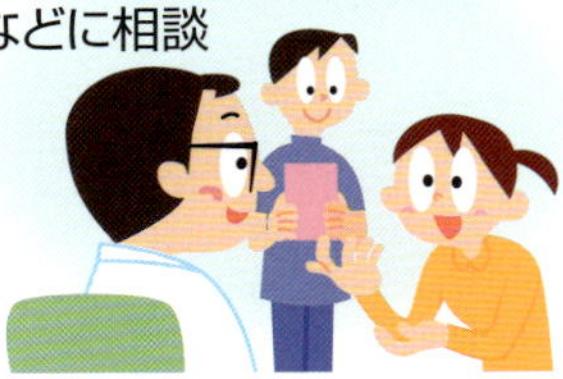

❸ 時短勤務や在宅勤務、通院のための休暇など、就労先と調整

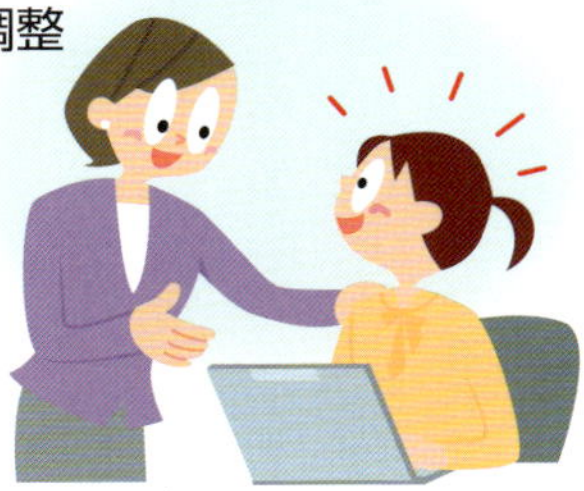

↓

職場復帰へ!!

再就職へのステップ

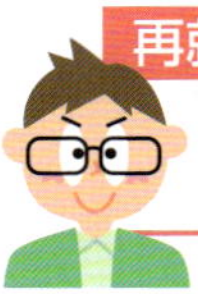

B男さんの場合

❶ 麻痺などの症状が残る。元の職場復帰が難しいと判断し、再就職を検討

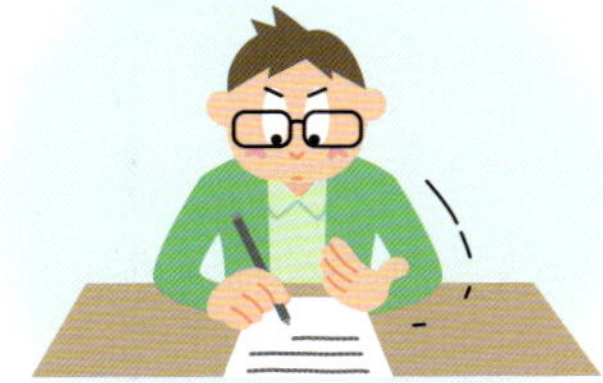

❷ 自分がやりたいことと、実際にできることを客観的に整理する

❸ 厚生労働省の「※長期療養者就職支援事業」を利用し、職場を紹介してもらう

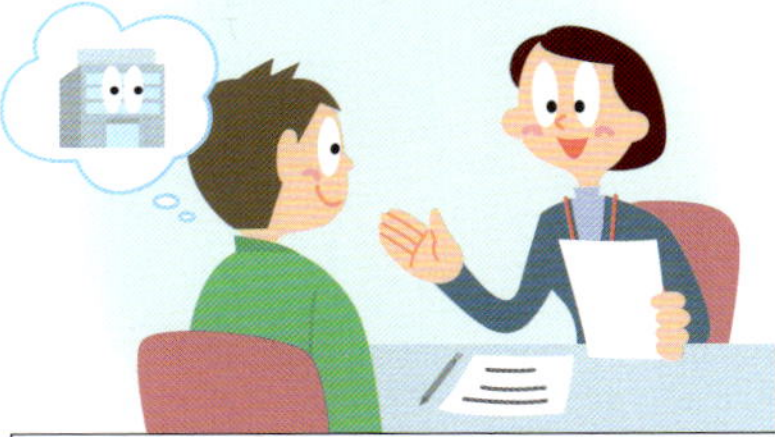

> **※長期療養者就職支援事業（厚生労働省）**
> https://www.mhlw.go.jp/stf/seisakunitsuite/bunya/0000065173.html
>
> 障害者手帳を交付された場合は、地域のハローワークの「障害者専門窓口」でも相談可能

↓

再就職へ!!

脳腫瘍を克服して、明るい毎日を

前向きで楽しい生活を

脳腫瘍と診断されても、術後は元気に回復し、病前と同じような生活に戻られる患者さんはたくさんいます。一方で、取り残した腫瘍や治療による後遺症によって、脳機能の一部が障害されてしまうケースも少なくありません。しかし、根気よくリハビリを続けることで、悪化を防ぎ、回復が期待できる場合もありますし、残された機能を高めることで、失った機能をカバーできる場合もあります。

脳腫瘍の予後は千差万別ですが、大切なのはあきらめないことです。

ただ、腫瘍が悪性の場合は、高い確率で再発が起こります。再発した場合の治療は難しいとされていますが、手立てがないわけではありません。新しい薬や治療法の開発も日々、進められています。希望を捨てずに、治療に挑んでください。

再発をいち早く発見するためにも、定期的に受診し、経過を診てもらうことが重要です。定期的に検査を受けることは、全身の健康をチェックすることにも役立ちます。脳腫瘍という病気を患ったことはつらい経験ですが、よりよく生きることに役立てることもできるということです。

脳腫瘍を患った患者さんのなかには、「病気になる前よりも、むしろ前向きに、積極的に人生を楽しむようになった」とおっしゃる人もいます。美味しいものを食べる。行きたいところへ行ってみる。やりたいことに挑戦する。そんな生き生きとした毎日、笑いのある生活は、免疫力を高めるためにもよい心がけといえるでしょう。病気を克服して、これからの人生を明るくするためにも大切なことです。是非、真似してみてください。

【は行】

【ま行】

【や行】

【ら行】

参考文献

- **脳腫瘍のすべてがわかる本（講談社）**
  【監修】久保 長生
- **患者と読む、患者に話す脳腫瘍 Q&A135（メディカ出版）**
  【編著】藤巻 高光
- **ブレインナーシング 2020 年 12 月号 脳腫瘍 患者さんに説明できる疾患の知識とケアのすべて（メディカ出版）**
- **臨床・病理 脳腫瘍取扱い規約 第 5 版（金原出版）**
  【編集】一般社団法人 日本脳神経外科学会、一般社団法人 日本病理学会
- **脳腫瘍診療ガイドライン 小児脳腫瘍編 2022 年版（金原出版）**
  【編集】特定非営利活動法人 日本脳腫瘍学会
  【監修】一般社団法人 日本脳神経外科学会

【た行】

【な行】

索引

■監修
近藤 聡英（こんどう・あきひで）
順天堂大学医学部 脳神経外科学講座・大学院主任教授
1999年順天堂大学医学部卒業、2002年順天堂大学医学部脳神経外科学講座助手。2007年2月独立行政法人理化学研究所客員研究員、同年7月米国ノースウェスタン大学に留学。2010年順天堂大学医学部脳神経外科学講座助教、その後、同講座・大学院准教授を経て、2020年より現職。
日本脳神経外科学会・脳神経外科専門医、日本がん治療認定医機構・がん治療認定医。
日本脳神経外科学会代議員、日本脳神経外科コングレス理事、日本脳腫瘍の外科学会理事、日本聴神経腫瘍研究会世話人、日本性差医学・医療学会評議員など。
専門分野は脳腫瘍、小児脳腫瘍。

ウルトラ図解 脳腫瘍《のうしゅよう》

2024年9月24日　第1刷発行

監 修 者　近藤 聡英
発 行 者　東島 俊一
発 行 所　株式会社 **法 研**
〒104–8104　東京都中央区銀座1–10–1
http://www.sociohealth.co.jp
印刷・製本　研友社印刷株式会社

0101

ISBN978-4-86756-087-7 C0377　定価はカバーに表示してあります。